AF403820

SOCIÉTÉ FRANÇAISE D'OPHTALMOLOGIE

CONGRÈS DE 1904

PRONOSTIC ET DURÉE

DE

L'OPHTALMIE PURULENTE

PAR

Le Dr Constantin GOLESCEANO (DE PARIS)

ANCIEN ASSISTANT DE LA CLINIQUE OPHTALMOLOGIQUE
ET ANCIEN CONSULTANT RHINO-OTOLOGISTE
DE LA CLINIQUE ET DE L'HOSPICE DES QUINZE-VINGTS
MÉDECIN DE L'ASSISTANCE PUBLIQUE

PARIS

G. STEINHEIL, ÉDITEUR

2, RUE CASIMIR-DELAVIGNE, 2

1904

PRONOSTIC ET DURÉE

DE

L'OPHTALMIE PURULENTE

DU MÊME AUTEUR

1° **Ophtalmoplégie incomplète et transitoire dans le cours du dia-bète** (Communication faite à la Société médicale du Bureau de Bienfaisance, novembre 1900).

2° **Considérations pratiques et remarques sur les végétations adé-noïdes, spécialement chez les nourrissons, leurs rapports ultérieurs avec les affections oculaires** (Communication faite à la Société médicale du XVIIe arrondissement, décembre 1900).

3° **Système d'appareil pour le lavage des oreilles** (OTOPLYNTER), Com-munication faite à l'Académie de médecine de Paris. Séance du 12 mars 1901.

4° **Asphyxie et mort apparente : 1° Par intoxication oxy-carbo-née ; 2° Par suffocation laryngée médicamenteuse. Rappel à la vie par les tractions rythmées de la langue.** *Tribune médicale*, n° 4, jan-vier 1902.

5° **Les aveugles à travers les âges. La clinique nationale ophtal-mologique des Quinze-Vingts.** (Préface du Dr J. V. LABORDE, membre de l'Académie de médecine, 1902). Ouvrage de 268 pages (20 gravures dans le texte). En vente chez Maloine, Paris, 23, rue de l'Ecole de médecine.

6° **Le service de la Consultation au dispensaire de l'Assistance publique** (Rue Delouvain, IXe arrondissement).

7° **Pathologie générale et affection oculaire** (Communication faite à la Société médicale du Bureau de Bienfaisance).

8° **La Sérothérapie dans les amblyopies toxiques**, mémoire de candi-dature à la Société d'ophtalmologie de Paris, *in extenso* dans les *Archives de thérapeutique*, 1902.

9° **Périsinusite frontale avec lésions minimes du sinus**, par les Drs KALT et GOLESCEANO (Communication faite à la Société d'ophtalmologie de Paris, mars 1902).

10° **La sensibilité de la cornée dans la kératite interstitielle** (So-ciété française d'ophtalmologie, Congrès 1903).

11° **Manifestation tertiaire précoce limitée autour du sinus frontal gauche ; interversion de l'évolution clinique de la spécifité** (*Archives intern. de laryng. et d'otol.*, T. XVII, n° 2, 1904).

12° **Critique sur les gargarismes, valeur pratique des grandes irri-gations** (Description d'un appareil destiné aux irrigations et inhala-tions des cavités bucco-pharyngo-laryngées (*Archives intern. de la-ryng. et d'otol.*, T. XVII, n° 3, 1904.

13° **Contribution à l'étude de l'atmothérapie.** Communication faite au Congrès international d'otologie. Bordeaux, mai 1904.

14° **Rapport du service de la consultation au dispensaire de l'As-sistance publique (1902-1904).** (Pathologie générale et maladie des yeux, gorge, nez, oreilles (*Bulletin de la Société médicale du Bureau de Bienfai-sance*, juillet 1904.

SOCIÉTÉ FRANÇAISE D'OPHTALMOLOGIE

CONGRÈS DE 1904

PRONOSTIC ET DURÉE

DE

L'OPHTALMIE PURULENTE

PAR

Le Dr Constantin GOLESCEANO (DE PARIS)

ANCIEN ASSISTANT DE LA CLINIQUE OPHTALMOLOGIQUE
ET ANCIEN CONSULTANT RHINO-OTOLOGISTE
DE LA CLINIQUE ET DE L'HOSPICE DES QUINZE-VINGTS
MÉDECIN DE L'ASSISTANCE PUBLIQUE

PARIS

G. STEINHEIL, ÉDITEUR

2, RUE CASIMIR-DELAVIGNE, 2

1904

SOCIÉTÉ FRANÇAISE D'OPHTALMOLOGIE

CONGRÈS DE 1904

PRONOSTIC ET DURÉE

DE

L'OPHTALMIE PURULENTE

par le Dʳ Constantin GOLESCEANO (DE PARIS)

Lorsqu'on parcourt les travaux sur l'ophtalmie purulente, mémoires spéciaux ou traités les plus autorisés, on est tout étonné de la pénurie des données précises touchant à la durée, à l'évolution et à l'éclosion des complications de cette affection. Fuchs dans son *Manuel d'ophtalmologie* et à propos de l'éclosion de l'ophtalmie purulente, dit : « La maladie éclate deux ou trois jours après la naissance. » Panas et de Wecker déclarent que la maladie vient 3 à 4 jours après la naissance.

Dans le mode d'évolution la forme purulente est la plus fréquente, tandis que la forme croupale ou diphtéritique est rare. Dans ce cas la muqueuse est couverte d'un gris jaunâtre qui simule la conjonctivite diphtéritique. Souvent, dans l'ophtalmie purulente, on trouve une hypertrophie considérable des papilles, ces papilles saignent facilement et au moindre attouchement.

La question des récidives quoique importante est à peine effleurée.

Un état inflammatoire chronique, d'après Fuchs, est rare.

Pour ce qui touche les complications, de Wecker admet qu'il est impossible de préciser le moment où éclatent les complications ravageant la cornée. Ces complications seraient plus fréquentes si elles survenaient à une époque très rapprochée du début de la maladie, les enfants chétifs étant plus prédisposés. Disons de suite que les complications ne sont pas plus fréquentes chez les enfants débiles que chez les autres. ce n'est pas tant l'état général de l'enfant, mais celui de la mère qui est souvent en cause ainsi que nous le verrons dans nos observations. La bactériologie et la pathologie expérimentale ne furent pas plus heureuses en ce qui concerne le pronostic. Panas prétend que la gravité doit être mise sur le compte des agents phlogogènes puisque l'examen bactériologique et les inoculations faites avec du pus de l'ophtalmie purulente ne donnèrent que des résultats négatifs.

L'état du canal génital de la femme pendant la grossesse semblait vouloir trancher la question. Ici encore, il n'en fut rien, soit par l'impossibilité de distinguer la virulence ou la bénignité de la sécrétion vaginale de la mère, soit que l'ophtalmie ne puisse pas être imputée à ces causes, la leucorrhée faisant complètement défaut. Du reste, Mackenzie, cité par de Wecker, remarqua que sur 30 ophtalmies purulentes à peine 20 étaient attribuables à la leucorrhée, 10 cas n'avaient aucune trace d'écoulement vaginal.

Le pronostic est-il subordonné au traitement préventif, l'affection traitée à temps a-t-elle plus de chance de prévenir les complications graves?

Tel est l'ensemble des points que je me suis efforcé de résoudre avec une impartialité rigoureuse et cela sur 175 observations d'ophtalmie purulente que j'ai l'honneur d'exposer aujourd'hui devant vous.

Fréquence selon le sexe. — Dans mes observations je trouve 107 garçons et 68 filles.

La prédominance de l'ophtalmie purulente selon l'œil atteint relève 116 fois pour l'œil droit et 127 fois pour l'œil gauche.

Dans le cas où un seul œil est pris, 16 fois c'est l'OD., 19 fois l'OG.

L'affection bilatérale d'emblée existe dans mes observations au nombre de 29.

Selon que l'enfant est issu d'une primipare, d'une secondipare, ou d'une mère ayant déjà eu plusieurs enfants, les chiffres nous montrent : 27 fois l'ophtalmie purulente chez les enfants de primipares.

9 fois, chez des enfants de secondipares dont le premier enfant n'a pas eu l'ophtalmie.

6 fois, chez les enfants dont la mère avait 3 enfants qui n'eurent rien.

2 fois, chez les enfants de mères ayant eu 4 enfants, dont les premiers rien.

2 fois, chez des enfants de mères ayant eu 5, 8, 9 enfants, leurs aînés rien.

Certes, on peut invoquer que la mère pouvait être infectée par un écoulement gonococcique pendant sa dernière grossesse, mais autant que les renseignements purent être précisés, nous n'avions pas à invoquer les dites causes, et dans ce cas, c'est non seulement le canal vaginal qu'il faut incriminer, mais encore la durée de l'accouchement ou les positions vicieuses qui retardent la délivrance, l'enfant étant obligé de séjourner longtemps au détroit vaginal et ayant le temps de s'infecter. Nous tombons d'accord avec Fuchs lorsqu'il prétend que l'origine infectieuse doit être imputée au catarrhe virulent des parties génitales de la femme, l'infection ayant lieu au moment de la naissance.

Notre manière de voir est encore plus probante, si l'on veut parcourir les observations 82 et 162, lorsqu'il s'agit de grossesse gémellaire. Dans la première observation, le premier né reste 2 heures au passage et est atteint d'une ophtalmie purulente, c'est bien à un œil seulement, tandis que le dernier enfant présente une ophtalmie purulente bilatérale, l'affection est plus sérieuse malgré les soins assidus donnés par la mère avant de les amener à la clinique.

Dans l'observation 162, le premier venu au monde reste très longtemps au passage, il a le temps d'essuyer presque toutes les parties infectées : le fait est qu'il garde son ophtalmie purulente plus d'un mois, le deuxième enfant qui vient au monde une demi-heure après le premier n'a rien.

Il faut donc admettre qu'il existe non seulement une prédisposition favorisée par le retard de l'accouchement, mais encore une virulence toute spéciale attribuable à ce retard.

En effet si nous considérons le mécanisme et les inclinaisons de la tête de l'enfant dans les périodes de l'accouchement, nous aurons l'explication de la prédominance de l'ophtalmie purulente uni ou bilatérale.

Lorsque l'enfant est né, une foule de causes peuvent surgir. En première ligne le contact par les substances septiques du voisinage, mains de la sage-femme, etc. Dans nos observations on trouve la virulence spéciale des abcès d'une mastite de la mère, ou d'une dacryocystite (obs. 55, 56 et 139).

Ne parlons pas de la négligence ou du mépris que l'entourage accorde aux ophtalmies des nouveau-nés. L'observation 130 en est un exemple. Un enfant en nourrice, élevé au biberon, reste sans soins plus de trois semaines ; résultat : double perforation des deux cornées lorsqu'il est arrivé à la clinique.

Dans son étude bactériologique, Grœnow (clinique d'Uthoff, *Archives v. Grœf*, vol. LII, 1901), sur 100 cas dont les purulences n'ont pas dépassé le huitième jour, trouve les variétés microbiennes suivantes : 41 fois le gonocoque, 5 fois le pneumocoque, 2 fois le streptocoque, 4 fois le staphylocoque doré, 1 fois le micrococcus luteus, 7 fois le bacterium coli. Dans 40 cas il n'existe aucun microbe pathogène, jamais il ne rencontra le bacille de Weeks, le bacille de Löffler, ou le diplobacille. Dans les ophtalmies purulentes plus vieilles que le 8e jour, et sur un petit nombre, Grœnow trouve le bacille de Weeks, le diplobacille, le pneumocoque ou le streptocoque.

Morax (Discussion sur l'ophtalmie purulente à la Société française d'Ophtalmologie) a constaté le gonocoque 5 et 12 heures après la naissance, et si normalement il faut 24 heures pour l'incubation, la température du canal vaginal serait une des causes principales qui en favoriserait le développement en deçà du temps normal.

Avant de donner un aperçu sur les variétés cliniques de nos observations, nous précisons :

1° L'époque exacte à laquelle se manifesta la purulence (Tableau A).

2° L'intervalle qui succéda à la contagion de l'autre œil (Tableau B).

TABLEAU A.

33 fois au 4ᵉ jour.
32 — 8ᵉ —
22 — 3ᵉ —
18 fois à la naissance.
15 — après le 7ᵉ jour.
14 — — 24 heures, 48 heures et 5ᵉ jour.
12 — — le 9ᵉ jour.
11 — — le 10ᵉ —
9 — — le 15ᵉ —
8 — — le 8ᵉ —
6 — — le 12ᵉ —
4 — — le 11ᵉ —
2 — — 36 h., 13ᵉ jour, 14ᵉ jour et même 1 mois.

TABLEAU B.

20 fois il s'écoula 2 jours, jusqu'à ce que l'autre œil soit pris.
17 — 3 —
13 — 24 heures ou 4 jours.
10 — 8 jours d'intervalle.
7 fois contagion de l'autre après le 5ᵉ jour.
6 — l'autre œil se prend — 6ᵉ —
5 — le 7ᵉ jour.
3 — contagion de l'autre œil après 12 heures, 48 heures, 11ᵉ jour, et 13ᵉ jour.

2 fois l'autre œil se prend au bout de 11 jours.
1 fois après le 12ᵉ, 15ᵉ, 21ᵉ et même 25ᵉ jour.

De ces tableaux on peut conclure que si l'affection est plus fréquente au 4ᵉ jour, on n'est jamais à l'abri d'une purulence même un mois après la naissance. En outre, si les deux yeux peuvent être pris d'emblée après 12 heures ou 48 heures, l'autre peut se prendre même 25 jours après le premier.

De l'ensemble de nos observations, et nous appuyant sur le tableau A, découle la question de l'incubation qui se classe ainsi :

1 fois sur 5, l'incubation peut être nulle et éclater après 24 heures, 48 heures et même le 5ᵉ jour.

1 fois sur 7, l'incubation met 3 jours.

1 fois sur 5 elle est de 4 jours, et 1/28 l'incubation est de 6 jours.

Diverses formes des ophtalmies purulentes.

Nous n'avons pas la prétention d'établir des formes cliniques connues, nous cherchons seulement à faire ressortir tel ou tel aspect clinique de la maladie au moment où l'enfant se présente à la consultation.

Dans la discussion qui eut lieu à la Société française d'Ophtalmologie, M. Kalt fait remarquer que sur 35 enfants, 17 au moins sont amenés après le 8e jour ayant déjà des complications. De mon côté le tableau suivant montre l'ordre d'après lequel l'enfant est amené à la clinique.

19 fois après le 8e jour.

13 — 10e jour.

12 — 3e jour.

11 fois entre le 7e et le 12e jour.

10 — entre le 6e et le 11e jour.

8 — entre le 13e et le 15e jour.

7 — entre 18 jours et 1 mois

6 fois entre le 4e et le 9e jour.

5 fois entre 5 et 38 jours.

4 fois la purulence remonte à 4, 26 et 27 jours.

3 fois l'ophtalmie est entre 2, 20, 22, 25 jours et même 6 semaines.

5 fois nous avons vu des enfants avec l'ophtalmie et la suppuration variant entre 23, 24, 33 jours, 1 mois, et un cas où la suppuration datait de 3 mois.

Jamais enfant m'est amené le lendemain de l'éclosion de son affection.

Dans le tableau clinique, banal, œdème des paupières, turgescence veineuse des paupières, sécrétion séro-citrine, grisâtre ou verdâtre, la purulence se reproduisit un quart d'heure après le nettoyage le plus complet.

Fausses membranes. — Dans nos observations, 11 sur 176, soit 1/16, avaient de fausses membranes, ces exsudats généralement unilatéraux, dont un seul cas avait de fausses membranes des deux yeux. L'aspect varie, blanc gris, rarement grisâtre, et disparaissant rapidement par le simple graissage à la vaseline pure. Deux fois nous vîmes des infiltrations de la cornée, mais sans suite fâcheuse.

Formes papillaires. — L'aspect clinique le plus prédominant était marqué par un boursouflement de la conjonctive palpébrale hyperhémiée, d'un aspect framboisé des tissus folliculaires et saignant facilement au moindre attouchement.

Complications. — Avec une purulence dont la durée était si variable, il était intéressant de voir les différents aspects des complications cornéennes.

Nous distinguons dans nos observations : 1° 6 fois des infiltrations légères disparaissant plus tard. En ce qui touche ces complications survenues aux observations 96, 114, 136, 149, 164, 166, elles ne sont pas attribuables à l'agent thérapeutique, sublimé, nitrate et, comme le fait remarquer Abadie (*Archives d'Opht.*, t. XVI, 1896) on trouve des cas dans lesquels même de l'eau bouillie peut être incriminée comme cause de ces infections.

2° Dans les obs. 95, 173, ces infiltrations sont précoces et graves d'emblée, la perforation est survenue le 3e jour et sur l'œil premièrement atteint.

Dans les obs. 55, 173, la première montre que l'œil secondairement atteint est abcédé, l'autre seulement infiltré. Dans la dernière observation, un œil est atteint et se perfore tandis que l'autre est seulement infiltré.

3° Des infiltrations qui sont survenues entre le 8e et le 20e jour au nombre de 12.

Obs. 93, perforation de la cornée, OG premier pris le 7e jour.

Obs.	39 et 163	perforation de la cornée,	OD le 12e jour
»	133	» »	OG le 11e »
»	40	» »	OG le 12e »
»	170	» »	OG le 12e »
»	55, 159, 165, 110	» »	OG le 15e-16e jour
»	114, 120	» »	OG le 20e »

Remarquons de suite que dans les obs. 163, 165, 170, quoique bilatérales, un seul œil est atteint.

4° Les infiltrations et perforations tardives.

4 cas (obs. 91). Infiltration unilatérale un mois après le début de la lésion.

Obs. 130, 167. Abcès de la cornée 3 semaines après l'éclosion de l'affection. Enfin l'observation 131 où la complication survint cinq semaines après les premiers symptômes de la purulence.

Nous pouvons déduire trois points importants :

a) La fréquence des infiltrations suivies d'abcès se trouve dans la proportion de 1 : 8, 5.

b) Les infiltrations sont plus fréquentes entre le 8ᵉ et le 20ᵉ jour.

c) Ces complications touchent généralement l'œil premièrement atteint, rarement (nous avons 3 cas sur les 176 observations) l'œil postérieurement atteint.

d) On n'est jamais à l'abri d'une complication même cinq semaines après le début de la maladie.

Complications tarsiennes. — Outre les infiltrations cornéennes, j'ai trouvé 6 cas d'ulcérations touchant le tarse. Ces complications que je n'ai pas vu signalées s'observent sur un œil et se présentent ainsi : des ulcérations légères sous forme de petites pertes de substance conjonctive tarsienne ou de légères entailles en coup d'ongle, ayant un fond rouge ecchymotique ne saignant pas, dont le siège se trouve tantôt sur le tarse de la paupière supérieure et près du bord, tantôt sur le tarse de la paupière inférieure. Jocqs (*Soc. d'Ophtalmologie de Paris*, 1898) signale bien une infiltration grisâtre tarsienne, sphacélée, siégeant sous la paupière supérieure consécutive à la pression du bord palpébral inférieur.

En est-il de même des complications que nous venons de dire ? Je ne le pense pas, car dans ce cas pourquoi la lésion est-elle unilatérale ? En admettant dans ce cas la pression des bords par chevauchement, la lésion devrait être bilatérale. Or, le bord tranchant la paupière inférieure ne devrait-il pas toucher plutôt la conjonctive bulbaire ?

Quoi qu'il en soit de ces explications, j'ai tenu à les signaler. Elles guérissent rapidement sans rien de fâcheux et ne laissant pas un tissu cicatriciel.

L'importance de la fréquence des complications cornéennes nous conduit à chercher si la cause est maternelle, sous la dépendance d'un écoulement vaginal, si c'est l'état de l'enfant qui se prête à ces complications ou bien si elles sont la conséquence d'un traitement mal réglé dès le début de l'affection.

Une enquête minutieuse que nous fîmes au sujet de soins maternels en cas de leucorrhée nous montra que sur trois femmes une seule prenait ou continuait des injections vaginales. Quoique nous trouvions trois observations dans lesquelles des injections les plus antiseptiques furent faites, nous eûmes cependant à enregistrer des complications graves (voir obs. 167, 170, 173).

Dans une autre observation (77), malgré les soins préventifs de la mère, la purulence de l'ophtalmie et les récidives ne touchent jamais à leur fin.

Que dire de nos 14 observations d'ophtalmie purulente dont les mères n'ont jamais eu d'écoulement vaginal ?

Ces complications ne sont pas plus fréquentes chez les enfants nés avant terme. Trouvant 8 cas, je signale leur particularité. L'obs. 155 est un enfant élevé en couveuse, malgré cela la purulence n'est pas suivie d'abcès de la cornée.

Dans les observations concernant les enfants nés avant terme, un seul, le n° 39, présente une complication.

L'observation 110 est un enfant cyanotique, le n° 168 ictérique (donc un état infectieux), le n° 118 toussait beaucoup. Tous ces cas, dis-je, n'eurent aucune complication.

Les *affections du nez* ou rhino-pharynx prolongent la durée de l'affection. Je relève 8 cas avec un état cyanotique, mauvaise respiration, même de l'ozène.

Ces enfants ne prennent pas de poids, tétant mal, étant obligés de s'arrêter à chaque instant afin de prendre haleine, un ensemble de troubles qui doivent être imputés à une malformation de la cavité nasale surajoutée à une hypertrophie du tissu lymphoïde du rhino-pharynx.

Du reste, déjà, en 1900, à la Société médicale du XVIIe arrondissement, j'ai rapporté 40 observations de végétations adénoïdes des nourrissons ayant un rapport ultérieur avec les affections oculaires.

Dans un travail (*Annales d'oculistique*, t. CXXIX, p. 193), Morax prétend qu'un très petit nombre de rhinites chez ces malades relève de l'hérédo-spécificité.

Dans toutes nos observations, nous avons fait une inspection minutieuse de toutes les parties du corps sans remarquer de traces de spécificité. Devons-nous être surpris du coryza chez le nouveau-né quand on connaît l'état d'âme de l'entourage au moment de l'accouchement. Tous les soins vont vers la mère ; heureux encore si le petit être est enveloppé dans un linge ; transporté brusquement dans un milieu tout différent de celui qu'il vient de quitter, le refroidissement qui en survient, le manque de soins ou des soins mal donnés, et en ajoutant l'étroitesse ou la malformation des cavités nasales avec ou sans tissu lymphoïde, nous aurons tout ce qui contribue à l'éclosion du coryza.

Etat général de la mère. — L'enfant doit se ressentir fatalement de la faiblesse de l'organisme maternel. Cette question si délaissée dans nos classiques mérite cependant une place assez importante. Dans plusieurs observations, je trouve de l'albuminurie non passagère, c'est bien une affection rénale sérieuse compromettant la santé de la pauvre mère. Dans d'autres cas, d'autres affections. Eh bien, toutes ces conditions viennent encore aggraver le pronostic de l'ophtalmie purulente,

Prophylaxie. — Les soins préventifs ou bien le traitement institué de bonne heure ne mettent pas à l'abri des complications. Sur 17 cas ayant eu les soins les plus minutieux, les complications se trouvent dans la proportion de 1 : 17.

Dans 7 observations, en vue de prévenir l'éclosion de l'ophtalmie purulente et malgré les instillations de jus de citron, l'ophtalmie éclata. Le traitement prophylactique, qui eut sa vogue, lorsque Credé le recommanda, a battu en retraite depuis longtemps. Un grand nombre de médecins, non seulement ne l'admettent pas, mais l'accusent de provoquer une irritation pouvant simuler la blennorrhée.

Lundsgaart ayant instillé du nitrate chez 49 nouveau-nés, 13 eurent une sécrétion muco-purulente.

Parmi les soins prophylactiques, de Lapersonne recommande le sublimé en lavages et le nitrate selon Credé. Valude (*Annales d'oculistique*, 1891) recommande l'iodoforme. Siméon Snell (Prophylaxie de l'ophtalmie des nouveau-nés, *The Lancet,* 1891) fait l'asepsie douce des bords des paupières de l'enfant avec de l'eau bouillie. Ses observations portent sur 2.000 cas. Grâce à ce traitement, aucun cas d'ophtalmie purulente.

Le caractère de la purulence n'est pas toujours en rapport avec l'état de l'affection. Un catarrhe presque insignifiant peut se prolonger et se compliquer d'une infection de la cornée. Nous avons déjà fait ressortir la variété microbienne que l'on trouve dans les ophtalmies purulentes.

De plus, telle ou telle variété de microbes n'est pas caractéristique de telle ou telle sécrétion, puisque le pneumocoque peut donner l'aspect d'une conjonctivite catarrhale, et le bacterium-coli, celui d'une conjonctivite catarrhale blennorrhagique.

La déclaration obligatoire d'une ophtalmie purulente

comme le font judicieusement remarquer MM. Gorecki et Morax n'a pas sa raison d'être, puisque l'ophtalmie étant contagieuse et non épidémique est quelquefois la conséquence de la malpropreté de la sage-femme ou de la garde.

Durée. — Selon Jacovidès (*Archives d'ophtalmologie,* t. XXIV) la durée d'une ophtalmie purulente est de 6 à 10 jours lorsqu'un enfant est amené chez l'oculiste 1 ou 2 jours après l'éclosion du mal, et même chez ceux qui sont restés sans soins, le même auteur admet que l'ophtalmie purulente guérit dans l'espace de 10 à 20 jours ; mais dans ces cas, les enfants gardent des leucomes, taies, etc.

Envisageant la question au point de vue purement clinique, j'ai dressé le tableau qui résume dans la première ligne horizontale l'ancienneté de la suppuration, savoir le moment où l'enfant fut amené à la consultation. La première ligne verticale indique la moyenne des jours de traitement. Les colónnes verticales renfermant des chiffres indiquent le nombre des cas.

Exemple : On lira : Un enfant dont la suppuration remontait à 5 jours exigea 5 jours de traitement :

Ou 11 cas (se reporter au chiffre 11, deuxième carré au-dessous du chiffre 25) ayant 25 jours de suppuration demandèrent 10 jours de traitement, et ainsi de suite.

JOURS DE SUPPURATION

JOURS DE TRAITEMENT	5	10	15	20	25	30	35	40	45	50	55	60	65
5	1	1	3	1	2	1							
10		1	4	14	11	2	3						
15	2		2	9	5	8		2	1				1
20		1	4	1	1	2	2	1	1			1	
25	1	1			1	3		3	1			1	
30	1	1	1	1	1			2	2				2
40								1					
45	2	1						1		1		1	

De ce tableau nous pouvons déduire : 1° Malgré une suppuration récente, la durée, y compris le traitement, varie entre 15 et 45 jours ;

2° Les suppurations remontant à 10 ou 20 jours peuvent se terminer par un traitement de 10 jours et même 25 jours ;

3° Une purulence au delà du 20° jour demande un traitement qui peut durer 15 jours ; mais généralement 1 mois ;

4° Les suppurations datant d'un mois exigent pour le traitement un nombre de jours égal à la suppuration.

En ce qui touche la période d'état de la suppuration, sur 122 cas, nous pouvons conclure :

1° La période dure près d'un mois ;

2° Par ordre de fréquence cette période d'état est en proportion de 1 : 6 ;

3° Au delà d'un mois la proportion est de 1 : 30 ;

4° Période d'état de 6 semaines se trouve 1 : 60 ;

5 Enfin si cette suppuration est chronique, elle représente la proportion de 1 : 350.

Récidives. — La question des rechutes, quoique entrevue par Fuchs, est à peine mentionnée dans nos manuels modernes et pourtant l'importance pratique est considérable, supposant qu'on se laisse guider par l'amélioration apparente souvent trompeuse et qui oblige à recommencer le traitement.

Nous avons recueilli 8 cas dont les récidives furent des plus frappantes. Dans l'observation I, toute purulence a disparu après un mois de traitement, mais il existe une sécrétion aqueuse qu'on est obligé de surveiller. Toute suspension de traitement fait renaître la purulence.

Obs. III. L'amélioration fut tellement nette qu'on se crut forcé de suspendre un jour les cautérisations ; mais la suppuration reprenant de plus belle, on fut obligé d'avoir recours à de nouvelles cautérisations.

Obs. VII. L'ophtalmie purulente qui durait depuis 6 semaines parut tarir, mais elle reprit avec intensité après 2 jours de suspension de traitement.

Obs. XXX et LXVII encore plus curieuse. L'enfant allant très bien pendant 6 jours, on interrompit le traitement au nitrate ; mais tout à coup la purulence devint tellement intense qu'elle ne céda qu'au bout d'un mois de traitement.

Obs. LXVI et LXXVII. L'enfant complètement guéri pendant un mois fit une poussée inflammatoire accompagnée de purulence vite jugulée au bout de 4 jours de cautérisations.

Obs. LXXII. Dura 3 mois avec 3 rechutes, la première après 6 semaines de traitement, la seconde 15 jours après la première, enfin une troisième récidive qui ne céda qu'aux cautérisations suivies pendant 15 jours.

La durée n'est pas subordonnée au traitement. — Nous ne voulons pas parler de légers cas qui cèdent même à l'eau bouillie, nous avons choisi des cas de purulence de moyenne intensité et nous mentionnons leur traitement. Sur 176 cas, 87 n'eurent pas de nitrate ; 33, nitrate et lavages au permanganate ; 19, lavages au permanganate seul.

Dans tous ces cas, si la purulence cédait aux lavages seuls ou aux lavages et permanganate ou bien aux cautérisations, nous ne prétendons pas attacher à ces chiffres une valeur absolue pouvant conduire au choix du traitement.

La réceptivité individuelle de la muqueuse varie selon les sujets et le caractère du malade. Telle indication est bonne dans un cas, telle autre est à surveiller. Si la plupart de ces cas guérirent par ces traitements, nous avons cependant 7 cas dans lesquels la lutte pour tarir la suppuration fut des plus acharnées. Le traitement avec l'argent colloïdal, le protargol, l'attouchement avec des solutions concentrées de permanganate, le sulfate de cuivre ne donnèrent rien. Je crois que ces cas présentent une période, de 4 à 6 jours, tellement virulente, qu'aucune médication n'a prise.

En laissant reposer la muqueuse par un traitement des plus anodins, lavages à l'eau bouillie et cela pendant ces quelques jours, on reprend ensuite le nitrate accompagné ou non de lavages au permanganate de potasse.

Au début, les compresses glacées (faites avec des pièces carrées en toile) sont excellentes pour les cautérisations ; s'abstenir d'en appliquer une deuxième, avant que la petite eschare provoquée par la première nitratation ait disparu.

Nous n'employons jamais les solutions concentrées de 1/40 ou 30/0, habituellement ce sont les solutions à 1/50 dont nous nous servons. Après chaque cautérisation, non neutralisée par l'eau salée, et cela au bout de 10 minutes, j'enlève le petit coagulum d'albumine à l'aide du coton mouillé dans l'eau tiède. Ne permettons jamais les cautérisations à des mains inexpérimentées.

En cas de fausses membranes, la vaseline simple ou la vaseline à l'oxyde jaune d'Hg 1 0/0 est largement suffisante.

De ce que je viens de dire on n'est nullement autorisé de critiquer tel ou tel traitement. A ceux qui prétendent, et cela à cause de la durée de l'ophtalmie purulente qui ne tarissait pas, ou à la suite de malheureux cas se compliquant de perforations, vouloir rejeter les lavages au nitrate, je répondrai que ces perforations ou les insuccès peuvent parfaitement survenir avec n'importe quelle médication. Aurais-je le droit de critiquer l'emploi du permanganate de potasse en solution concentrée ? pourtant j'ai un cas où il ne donna aucun succès.

Je dirai mieux : toute médication, même l'eau bouillie, employée maladroitement, peut causer les résultats les plus funestes (Voyez l'observation 159 à ce sujet).

L'ensemble de cette étude porte sur des observations que nous donnons à la suite. Le plus grand nombre provient du pavillon d'isolement de la clinique nationale des Quinze-Vingts dans le service de mon maître, M. le Dr Kalt, et successivement suivies, dans les périodes de quatre mois que viennent passer à tour de rôle de service MM. les Drs Trousseau, Chevalereau, Valude. Je ne saurais trop remercier ces maîtres de leur cordialité envers nous.

A ma consultation de l'Assistance publique du 19e arrondissement, un des plus populaires, nous eûmes la bonne fortune de pouvoir suivre un certain nombre de ces ophtalmies purulentes. Ici les mères ne peuvent facilement quitter leur foyer; les résultats que nous avons obtenus ne sont pas inférieurs à ceux de l'hôpital.

Conclusions :

1° La durée de 15 à 45 jours se rencontre même pour les ophtalmies purulentes traitées de bonne heure.

2° Les suppurations qui remontent à 10 ou 20 jours peuvent se terminer en 10 ou 25 jours.

3° La purulence dépassant le 20e jour réclame un traitement minimum d'un mois.

4° Toute ophtalmie purulente dépassant un mois exige un nombre de jours égal à la suppuration.

5° La période de la suppuration d'un mois est en proportion de 1 : 6, au delà d'un mois 1 : 30, celle de 6 semaines 1 : 60, enfin si les suppurations chroniques existent on les trouve dans la proportion de 1 : 350.

6° Le pronostic des complications exige une surveillance spéciale entre le 8e et le 20e jour. Les complications graves d'emblée et précoces donnant la cécité complète ou amenant la perte d'un œil se trouvent dans la proportion de 1 : 35.

Les infiltrations ou perforations tardives demandent une surveillance prolongée, jusque cinq semaines après l'éclosion de la suppuration.

7° Toute purulence terminée ne doit pas être abandonnée ; les récidives, si elles surviennent après quelques jours, peuvent être plus tardives, même de plusieurs semaines. Ces récidives cèdent ensuite aux cautérisations.

8° Toute lésion oculaire de l'enfant exige une attention spéciale du nez ou rhino-pharynx.

Obs. I. — Suzanne J..., fillette âgée de 19 jours, est amenée aux Quinze-Vingts avec une ophtalmie purulente des deux yeux.

Début de l'affection : OD est pris le lendemain de sa naissance, OG deux jours après.

Soins donnés en ville : Eau boriquée, camomille.

État de ses yeux : Purulence intense des deux yeux, pas de fausses membranes, cornées intactes.

Comme soins préventifs la mère, atteinte d'une leucorrhée abondante, a pris soigneusement des injections d'eau boriquée.

C'est le 3e enfant : le 1er mort en nourrice de cholérine, le 2e a eu l'ophtalmie purulente.

Traitement de la clinique : Nitrate tous les jours, solution 2 0/0 et dès que le nitrate est cessé, une nouvelle poussée survient.

Durée totale : 4 semaines.

Obs. II. — Fillette L...., âgée de 3 semaines, presque athrepsique, est amenée à la clinique des Quinze-Vingts avec une ophtalmie purulente.

Début de l'affection : OG pris le lendemain de sa naissance.

OD, 15 jours après.

Soins donnés en ville : Jus de citron à la naissance, lavages avec du thé, et lavages à l'eau boriquée ; quelques jours plus tard du nitrate 1 0/0 et lavages à l'eau boriquée.

L'état des yeux se traduit par une purulence moyenne, pas d'œdème des paupières, pas de fausses membranes.

La mère primipare a eu leucorrhée, mais a pris des injections avec du permanganate de potasse.

Traitement : Nitrate tous les jours, solution 2 0/0.

Durée totale : 11 jours.

Obs. III. — Enfant M... Charles, âgé de 4 jours, est amené aux Quinze-Vingts avec une ophtalmie purulente dont le début remonte au lendemain de sa naissance, OG ; l'autre se prend 24 heures après. Soins donnés en ville : Eau boriquée.

Entré à la clinique le 4e jour de son affection.

État de ses yeux : Purulence et œdème assez marqué des deux yeux. Cornées intactes ; rien aux voies lacrymales.

Traitement : Nitrate 2 0/0 tous les jours ; on suspend le traitement un jour, la purulence reprend.

Durée totale du traitement : 9 jours.

État de la mère : Primipare, leucorrhée abondante, a pris des injections au sublimé trois semaines avant l'accouchement.

Obs. IV. — D.... Julien, âgé de 6 jours, est atteint d'une ophtalmie purulente, OD pris le 2e jour, le gauche le lendemain. Soigné en ville par de l'eau boriquée.

Entré à la clinique des Quinze-Vingts le 9 octobre 1903. Purulence, œdème des paupières, cornées saines.

Traitement : Lavages au permanganate, nitrate 3 0/0 pendant 3 jours seulement, ensuite avec la solution 2 0/0 une fois par jour.

Durée totale : 17 jours.

État de la mère : Leucorrhée avant l'accouchement ; a pris des injections au sublimé.

Obs. V. — N... Eugénie, âgée de 16 jours. Ophtalmie purulente, OD pris 8 jours après sa naissance, OG 4 jours après le premier.

Soignée par des lavages à l'eau boriquée.

Entrée à la clinique avec sécrétions séro-citrines, peu d'œdème, pas de fausses membranes, cornées intactes.

Traitement : Nitrate 2 0/0 pendant 8 jours.

État de la mère : Peu de leucorrhée, pas d'injections.

Obs. VI. — B... Angèle, 19 jours. Atteinte d'ophtalmie purulente, les deux yeux sont pris le onzième jour après sa naissance.

Soins donnés : Lavages à l'eau de camomille.

Entrée le 19 décembre 1903 aux Quinze-Vingts, peu de sécrétions, cornées intactes, fausses membranes.

Traitement : Nitrate 2 0/0, une fois par jour, pommade à l'oxyde jaune le soir.

Durée totale : Du 19 au 26 décembre.

État de la mère : Primipare, accouchée à la clinique Baudelocque, injections avec du sublimé 13 jours avant l'accouchement.

Obs. VII. — S... Emmanuel, âgé de 5 semaines.

Ophtalmie purulente œil droit 8 jours après sa naissance ; œil gauche se prend 8 jours après le premier ; soigné à l'eau boriquée.

Entre à la clinique lorsque la purulence est à sa troisième semaine.

Pas de fausses membranes. Cornées intactes.

Traitement : Nitrate 2 0/0 tous les jours pendant 8 jours, va bien. On suspend les cautérisations 2 jours, nouvelle purulence, les cautérisations sont reprises.

Durée au delà de 6 semaines ; même à cette époque la sécrétion est encore muqueuse.

Etat de la mère : Peu de leucorrhée, jamais d'injections.

Obs. VIII. — A... Elie, âgé de 10 jours. Ophtalmie purulente des deux yeux, début remonte à 24 heures après la naissance. Soigné en ville à l'eau boriquée et nitrate.

Entrée à la clinique : Purulence abondante, sécrétion verdâtre, pas de fausses membranes. Cornées intactes.

Traitement : Lavages avec le permangate de potasse et nitrate 2 0/0 pendant 12 jours.

Durée totale : 25 jours.

Etat de la mère : Accouchée en fiacre, leucorrhée, jamais d'injections (mère domestique).

Obs. IX. — L... Jeanne, 9 jours. Ophtalmie purulente bilatérale. OG pris le 3ᵉ jour après sa naissance, l'autre deux jours après.

Soins donnés à Baudelocque ; Nitrate, eau boriquée.

Entrée à la clinique le 26 décembre 1903 : Œdème, purulence abondante, pas de fausses membranes, cornées saines.

Etat de la mère : Leucorrhée abondante, a pris des injections au sublimé.

Obs. X. — C... Albert, âgé de 3 semaines.

Ophtalmie purulente bilatérale, OG pris 8 jours après la naissance, l'autre 3 jours après le premier. Soigné par l'eau boriquée.

Entrée le 27 décembre 1903 : Purulence verdâtre, pas de fausses membranes, cornées saines.

Traitement. Nitrate jusqu'au 16 janvier (solution 2 0/0).

Etat de la mère : Leucorrhée, pas d'injections.

Obs. XI. — Gr... Gustave, âgé de 18 jours, est amené à ma consultation du dispensaire de l'Assistance publique, le 31 décembre 1903, avec une ophtalmie purulente bilatérale dont le début remonte à la naissance. Les soins donnés furent l'eau boriquée.

L'état de ses yeux montre une purulence abondante, cornées intactes.

Traitement : Nitrate : 2 0/0 tous les deux jours ; dans l'intervalle, lotions au sublimé à 1/5000.

Durée totale : 18 jours de traitement.

La mère est primipare, n'a jamais eu de leucorrhée, reste en souffrance 12 heures.

Obs. XII. — M... Camille, âgée de 15 jours, est amené aux Quinze-Vingts le 2 janvier 1902, avec une ophtalmie purulente bilatérale. OG pris le 4ᵉ jour après la naissance. OD quatre jours après le premier, a été soignée par nitrate et eau boriquée.

L'état de ses yeux montre un catarrhe purulent assez marqué. Rien sur les cornées, pas d'œdème de paupières. Pas de fausses membranes, mais sur le bord inférieur du tarse de la paupière supérieure de l'œil droit existe une petite exulcération, en coup d'ongle, le fond est ecchymotique ; rien de semblable sur l'autre œil.

Traitement : Nitrate 2 0/0 tous les jours. Fin janvier, toute trace de purulence a disparu, la dite complication tarsienne est complètement délergée.

La mère est primipare, a accouché très difficilement, a eu des pertes blanches, mais elle a pris beaucoup de soins.

Obs. XIII. — Paul F..., 17 jours, est amené à ma consultation avec une purulence qui remonte à 8 jours, l'œil droit est pris. Il fut soigné à l'eau boriquée.

L'état de son œil montre une purulence avec sécrétion verdâtre. Rien sur la cornée, pas de fausses membranes, même complication tarsienne que nous venons de décrire dans l'observation précédente.

Traitement : Nitrate 2 0/0 tous les deux jours, les autres jours, lavages au sublimé (solution à 1/5000).

Durée du traitement : 15 jours. La mère est primipare ; accouchement très laborieux. Accouchée non soignée.

Obs. XIV. — V... Renée, 15 jours. Opthalmie purulente bilatérale. OD pris 8 jours après sa naissance, OG trois jours après le premier. A été soignée à l'eau boriquée.

Entrée à la clinique des Quinze-Vingts le 7 janvier 1902 ; œdème des paupières, purulence séro-citrine, rien sur les cornées. Nitrate 2 0/0 pendant 4 jours ; 7 jours suivants, lavages au permanganate, l'affection est très tenace.

La mère est albuminurique, l'enfant ne profite pas.

La mère a eu des pertes blanches qu'elle ne soigne pas.

Obs. XV. — G... Georgette, 17 jours. Ophtalmie purulente des deux yeux. L'OG est pris 6 jours après la naissance, l'autre 5 jours après le premier.

Soins donnés en ville : des lavages avec du permanganate.

Entrée aux Quinze-Vingts le 6 janvier 1902.

OEdème des paupières, hyperhémie papillaire de la conjonctive, saignant facilement au moindre attouchement. Rien sur les cornées, fausses membranes OG.

Traitement : Vaseline simple OG et lavage au permanganate.

La mère a eu de la leucorrhée qui reste sans soins.

Obs. XVI. — S... Henriette, 13 jours, est amenée à ma consultation avec une ophtalmie purulente des deux yeux. L'œil gauche est pris le 10e jour après sa naissance, l'autre deux jours après le premier ; a été soignée, à l'eau boriquée.

L'état de ses yeux montre purulence abondante, pas de fausses membranes, cornées intactes.

Traitement : Nitrate 2 0/0 tous les deux jours à la consultation et sublimé chez elle.

Durée du traitement : 20 jours.

Mère : Leucorrhée, pas de soins.

Obs. XVII. — A... Elise, 10 jours. Ophtalmie purulente des deux yeux ; OD pris 6 jours après la naissance, l'autre 4 jours après le premier.

Soins donnés en venant au monde : La sage-femme lui instille du jus de citron.

Entrée aux Quinze-Vingts le 8 janvier.

Purulence abondante, hyperhémie papillaire de la conjonctive du cul-de-sac supérieur. Cornées saines.

Traitement : Nitrate 2 0/0 pendant 10 jours.

Mère : Leucorrhée, primipare, accouchement laborieux, jamais d'injections.

Obs. XVIII. — N..., Hélène, 11 jours. Ophtalmie purulente OD. L'affection remonte à huit jours après la naissance. Se présente à ma consultation le 9 janvier. Soins antérieurs presque nuls.

La purulence est très abondante. Quelques fausses membranes. Lavages à l'eau bouillie pendant quelques jours, vaseline simple, puis nitrate 2 0/0.

Tout se termine en 15 jours ; aucune complication sur la cornée.

Mère : Leucorrhée, a pris des injections avec le permanganate.

Obs. XIX. — Ch... André, âgé de 65 jours, est amené aux Quinze-Vingts avec une ophtalmie purulente des deux yeux, OG est pris 5 jours après la naissance, l'autre 3 jours après le premier.

Les soins antérieurs furent des plus sérieux, 5 à 6 irrigations de permanganate de potasse dans l'espace de 24 heures (Tenon).

Entré à la clinique le 11 janvier. Il présente une purulence abondante, les conjonctives tarsiennes boursouflées, lardacées, cornées intactes.

Traitement : Nitrate, lavages, sulfate de cuivre, rien n'y faisait, le traitement exige deux mois. A cette époque la sécrétion commence à peine à tarir.

La mère est albuminurique secondipare, accouche très difficilement, pas de leucorrhée.

Obs. XX. — D... Louis, 17 jours. Ophtalmie purulente des deux yeux. OG pris 4 jours après la naissance, l'autre 2 jours après le premier ; est amené à ma consultation le 13 janvier 1902. Soins antérieurs nuls ; nitrate tous les deux jours, sublimé chez lui.

La sécrétion muco-purulente tarit au bout de 15 jours, cornées intactes.

Mère : Primipare, pas de leucorrhée, a pris des injections au sublimé.

Obs. XXI. — A... Henriette, âgée de 16 jours, est amenée à ma consultation avec une ophtalmie purulente bilatérale ; l'œil gauche est pris

8 jours après sa naissance, l'autre 3 jours après le premier ; les soins donnés furent de l'eau boriquée.

L'état de ses yeux se montre avec une purulence séro-citrine et turgescence des paupières, pas de fausses membranes. Sur la face interne de la paupière inférieure, à quelques millimètres du bord tranchant une petite exulcération à fond ecchymotique ; les cornées intactes.

Traitement : Nitrate d'argent tous les deux jours, lavages au sublimé, solution 1/5000.

Durée totale : 20 jours. La mère est secondipare, jamais de leucorrhée, mais des accouchements très laborieux, bassin rachitique ; l'enfant a été extraite au forceps. La mère n'a jamais pris de soins préventifs, ou des injections, le premier enfant n'a pas eu l'ophtalmie purulente.

Obs. XXII. — B... Victor, âgé de 5 semaines, vient aux Quinze-Vingts avec une ophtalmie purulente bilatérale, OD pris le 2° jour après la naissance, l'autre 15 jours après.

Soins donnés : Eau boriquée.

A son entrée le 11 janvier, œdème, sécrétion muco-purulente, pas de fausses membranes, rien sur les cornées.

Traitement : Nitrate tous les jours pendant 8 jours, l'amélioration survient, on fait les cautérisations tous les deux jours.

Durée totale : du 11 janvier au 11 février.

La mère est primipare ; leucorrhée, jamais d'injection.

Obs. XXIII. — N.... Blanche, 11 jours. Ophtalmie purulente de l'œil gauche, trois jours après la naissance, est présentée aux Quinze-Vingts avec l'affection remontant à 8 jours.

Soins donnés chez elle : Lavages boriqués.

A son entrée le 15 janvier 1903, sécrétion muco-purulente, ulcération tarsienne sur la face interne du tarse de la paupière supérieure, avec tous les caractères déjà décrits aux précédentes observations ; pas de fausses membranes.

Traitement ; Nitrate 2 0/0 tous les jours.

Durée totale : 20 jours.

Etat de la mère : Leucorrhée, pas de soins.

Obs. XXIV. — C.... Georges, 17 jours. Ophtalmie purulente unilatérale de l'OD, début 9 jours après sa naissance. Est amené aux Quinze-Vingts avec la purulence datant de 8 jours.

Soins donnés nuls.

A son entrée tous les caractères banals décrits, pas de fausses membranes, cornées intactes.

Traitement : Nitrate 2 0/0 et cela pendant 8 jours, puis tous les deux jours.

Durée totale : 25 jours.

Etat de la mère : Primipare, leucorrhée, pas de soins.

Obs. XXV. — L.... Emile, âgé d'un mois. Ophtalmie purulente bilatérale. OD pris 4 jours après la naissance, l'autre quelques jours après le premier ; soins donnés en ville ; nitrate.

Entré à la clinique le 25 décembre 1903, avec sécrétion muco-purulente traînant déjà depuis 26 jours sans amélioration, malgré les soins donnés.

Pas de fausses membranes, cornées saines.

Traitement : Nitrate tous les jours pendant 8 jours, ensuite tous les deux jours.

Durée totale : 5 semaines.

Mère primipare, a pris des injections au sublimé avant l'accouchement.

Obs. XXVI. — D... Léon, âgé de 29 jours, est amené aux Quinze-Vingts, avec une purulence datant de 19 jours. OD pris 10 jours après sa naissance, l'autre 5 jours après.

Soins donnés : Eau boriquée (en ville).

Le 13 janvier 1903, à son entrée à la clinique, rien sur les cornées, sécrétion muco-purulente, hyperhémie papillaire du cul-de-sac conjonctival.

Traitement : Nitrate 2 0/0 pendant 15 jours.

Durée totale : 32 jours, va bien.

Mère : Leucorrhée, beaucoup de soins avant l'accouchement, des injections avec sublimé d'abord, puis permanganate.

Obs. XXVII. — P.... Cécile, âgée de 15 jours. Se présente à ma consultation avec une ophtalmie purulente de l'œil gauche, le début remonte au 5e jour de sa naissance.

Le 18 janvier 1903, avec une purulence datant de 10 jours, je trouve outre la purulence, œdème et turgescence des paupières, petite ulcération avec les caractères déjà décrits aux observations précédentes. Cornée intacte.

Traitement : Nitrate 2 0/0 tous les jours, sublimé chez elle.

Durée totale de l'affection : 35 jours.

Obs. XXVIII. — H... Germaine, âgée de 13 jours, est présentée aux Quinze-Vingts avec une ophtalmie purulente de l'œil droit. Le début de l'affection remonte au 3e jour après sa naissance, donc elle avait l'œil purulent depuis 15 jours.

Soins donnés en ville : Eau boriquée.

A son entrée, pas d'œdème, sécrétion purulente très intense. Cornée intacte, pas de fausses membranes.

Traitement : Nitrate tous les jours pendant 15 jours.

Durée de la purulence : 23 jours. Durée de son traitement : 15 jours.

Obs. XXIX. — B... Jeanne, âgée de 13 jours ; est amenée aux Quinze-Vingts. Ophtalmie purulente de l'œil droit. Début de l'affection 8 jours après la naissance.

Soins donnés : Eau boriquée.

A son entrée, avec sa purulence, existent des fausses membranes grisâtres. Cornées saines. Vaseline simple ; pendant deux jours détergent les exsudats.

Nitrate pendant 14 jours. La durée de sa suppuration fut de 19 jours.

Obs. XXX. — D... Julien, âgé de 6 jours ; est présenté aux Quinze-Vingts le 9 décembre 1902.

Ophtalmie purulente bilatérale, OD pris le 2e jour après sa naissance l'autre 24 heures après. Aucun traitement avant de venir à la clinique.

État local : Purulence très intense, œdème des paupières, pas de fausses membranes. Cornées intactes.

Traitement : Nitrate 2 0/0 du 9 décembre au 6 janvier, va très bien ; on suspend le traitement quelques jours.

L'ophtalmie reprend, avec très grande intensité et dure jusqu'au 5 février.

État de la mère : Leucorrhée abondante, a pris des soins avec du sublimé et permanganate avant l'accouchement.

Obs. XXXI. — D... Louise, 13 jours. Ophtalmie purulente de l'œil gauche, dont le début remonte au 3e jour après sa naissance. Traitée à la Maternité par le nitrate et lavages à l'eau boriquée. Entrée à la clinique des Quinze-Vingts le 8 janvier 1903, purulence très intense, pas de fausses membranes, les cornées sont intactes.

Traitement : Nitrate 2 0/0 pendant un mois.

La mère a eu de la leucorrhée, mais a pris des injections avec du permanganate.

Obs. XXXII. — D... Suzanne, 3 semaines, début de l'ophtalmie purulente 15 jours après sa naissance, OG seulement. Soins donnés : Eau boriquée. Entre aux Quinze-Vingts le 6 février.

Œdème des paupières, pas de fausses membranes, cornée saine, nitrate tous les jours pendant 8 jours.

Mère primipare. Pas de leucorrhée, a pris des soins.

Obs. XXXIII. — B... Henry, âgé de 3 semaines. Ophtalmie purulente bilatérale, OG pris le 3e jour après l'accouchement, OD 8 jours après le premier. Soigné à la Maternité par des lavages au permanganate.

Entré aux Quinze-Vingts le 10 février 1902. Caractères habituels de la purulence, pas de fausses membranes, cornées intactes.

Traitement : 2 lavages au permanganate par jour. Nitrate 2 0/0. Durée 20 jours.

Mère : Leucorrhée, aucun soin antérieur.

Obs. XXXIV. — L... Victor, 11 jours. Ophtalmie purulente bilatérale à la naissance.

Soins donnés : Nitrate.

Entre aux Quinze-Vingts le 12 février 1902. Œdème des paupières ; Sécrétion purulente ; pas de fausses membranes. Rien sur les cornées.

Traitement : Nitrate et permanganate.

Mère : Leucorrhée, pas de soins.

Obs. XXXV. — M... André, âgé de 11 jours. Ophtalmie purulente des deux yeux, le début remonte au 8e jour.

Soins donnés : Eau boriquée.

Entre aux Quinze-Vingts, le 12 février 1903. Cornées saines ; pas de fausses membranes ; purulence assez intense.

Traitement : Nitrate : 2 0/0 tous les jours.

Mère : Leucorrhée, pas de soins.

Obs. XXXVI. — L... Emile, âgé de 12 jours. Ophtalmie purulente bilatérale dès la naissance.

Soins donnés nuls.

Entre aux Quinze-Vingts le 15 février 1902. Purulence datant de 12 jours ; pas de fausses membranes ; cornées intactes.

Traitement : Lavages au permanganate de K.

Mère : Leucorrhée, pas de soins.

Obs. XXXVII. — N.,.. Bernard, 12 jours. Ophtalmie purulente de l'œil droit dès le 1e jour.

Entre aux Quinze-Vingts le 15 février 1902. Purulence très intense ; pas de fausses membranes. Rien sur les cornées.

Traitement : Lavages au permanganate. Nitrate 2 0/0.

Durée : La purulence dure 27 jours, le traitement 3 semaines.

Mère : Leucorrhée aux derniers mois de sa grossesse, pas d'injection.

Obs. XXXVIII. — S... Albert, âgé de 19 jours, né avant terme. Ophtalmie purulente des deux yeux. OD pris 4 jours après la naissance, l'autre 2 jours après le premier.

Soins donnés : Lavages au permanganate, 4 par jour et nitrate.

Entré aux Quinze-Vingts avec sa purulence datant de 15 jours. OD, purulence très intense, large abcès de la cornée à son entrée. OG n'a rien, pas de fausses membranes.

Traitement : Lavages au permanganate, attouchement au galvano, pilocarpine.

Mère très chétive : Prend deux litres de lait par jour. Soins insignifiants, a de l'albumine.

Elle ne veut pas rester à l'hôpital, et demande sa sortie ; l'enfant à sa sortie avait une hernie de l'iris.

Obs. XXXIX. — D... Henry, âgé de 15 jours. Ophtalmie purulente bilatérale. OG pris le 3e jour, l'autre 4 jours après le premier.

Soins donnés nuls.

Entre aux Quinze-Vingts le 12e jour de son affection.

Le 3 *mars*. — A son entrée, OG, abcès de la cornée, purulence intense ; l'autre n'a rien, pas de fausses membranes.

Même traitement que le précédent. Permanganate, galvano, pilocarpine.

Le 29. — Perforation de la cornée. Hernie de l'iris.

Durée totale de la suppuration : 27 jours.

Mère : Leucorrhée, pas de soins.

Obs. XL. — M..., âgé de 9 jours, est atteint d'ophtalmie purulente de l'œil gauche, deux jours après la naissance, est présenté à ma consultation avec la purulence datant de 7 jours, n'a eu aucun soin chez lui.

Le 7 mars. — OG fortement œdémalié, secrétion purulente, pas de fausses membranes, petite ulcération à fond ecchymotique sur la face interne du tarse de la paupière inférieure et cela près du bord tranchant. Cornée intacte.

Traitement : Nitrate 2 0/0 tous les deux jours, chez lui lavage au sublimé.

Durée de la suppuration : 18 jours, traitement pendant 11 jours.

Obs. XLI. — L... Georges, âgé de 10 jours. Ophtalmie purulente des deux yeux, OD pris le huitième jour, l'autre 24 heures après. Est amené aux Quinze-Vingts le 8 mars 1902.

L'état des yeux marqué par une purulence assez forte ; traitement pendant 8 jours, lavages avec du permanganate de potasse, la purulence ne semble pas céder, on fait des cautérisations au nitrate 2 0/0.

Le 16 mars. — Petite infiltration qui augmente successivement. On suspend le nitrate. Reprise des lavages, pilocarpine.

Le 24. — Infiltration stationnaire ; de nouveau, nitrate.

Durée de la suppuration : 37 jours.

Mère : albuminurie, leucorrhée pendant sa grossesse ; n'a jamais pris des injections.

Obs. XLII. — A... Jacques, âgé de 9 jours. Ophtalmie purulente bilatérale, OG le 6e jour, OD deux jours après le premier.

Soins donnés : Nitrate 1/50, pendant 6 jours, et cela 2 fois par jour.

Entré aux Quinze-Vingts le 8 mars 1902. OEdème des paupières, purulence intense, cornées intactes, mais fausses membranes OG.

Traitement : Trois lavages au permanganate pendant 2 jours.

Le 11 mars. — OD légère infiltration de la cornée au quart inférieur, on continue les lavages ; sécrétion toujours abondante.

Le 28. — Le pus paraît plus épais, cornée abcédée. Pilocarpine.

Le 29. — Perforation, hernie légère de l'iris, attouchement au galvano.

12 avril. — Va mieux ; lavages.

Durée : Suppuration près de six semaines.

La complication survient sur l'œil postérieurement pris.

Etat de la mère : Jamais de leucorrhée, accouchement très laborieux pendant 12 heures de souffrances.

Obs. XLIII. — Ch... Fernand, 14 jours, né au 8e mois, Ophtalmie purulente de l'OG trois jours après la naissance, l'autre se prend deux jours après. Soigné à la Maternité ; nitrate.

Entré aux Quinze-Vingts le 21 mars 1902. Sécrétion muco-purulente des deux yeux, cornées intactes.

Traitement : Lavages au permanganate de potasse pendant 4 jours, nitrate 2 0/0 pendant 4 jours, puis nitrate en solution 1 0/0.

Durée : Suppuration pendant 15 jours ; traitement, 15 jours.

Mère : Leucorrhée, aucun soin.

Obs. XLIV. — V... René, âgé d'un mois, Ophtalmie purulente de l'OG ayant débuté le 4e jour. Soigné en ville ; pas de lavages.

Entré au Quinze-Vingts le 12 mars 1902, après 26 jours de suppuration. Avec sa purulence on constate infiltration de la cornée. On commence les lavages au permanganate ; va mieux au bout de 10 jours.

Obs. XLV. — M... Jeanne, âgée de 16 jours. Ophtalmie purulente dès la naissance. Est présentée à ma consultation le 17 mars 1902. Purulence abondante, œdème des paupières ; soignée chez elle avec de l'eau boriquée. J'institue de suite la cautérisation au nitrate 2 0/0.

Durée de la suppuration : 30 jours.

Mère : Leucorrhée abondante, jamais d'injections.

Obs. XLVI. — D... Madeleine, âgée de 10 jours. Ophtalmie purulente le 3e jour après la naissance, et cela OD.

Soins donnés : Eau boriquée.

Entrée aux Quinze-Vingts avec une purulence de moyenne intensité, œdème des paupières, hypertrophie papillaire des follicules conjonctivaux.

Rien sur la cornée.

Traitement : 2 lavages avec le permanganate par jour.

Mère : Leucorrhée non soignée.

Obs. XLVII. — P... Jeanne, âgée de 15 jours. Ophtalmie purulente, OD 8 jours après la naissance, aucun soin.

Entrée aux Quinze-Vingts le 20 mars 1902, œdème, fausses membranes ; sécrétion muco-purulente.

Traitement : Lavages au permanganate 2 fois par jour. Nitrate ensuite pendant 8 jours.

Durée totale : 25 jours.

Mère : Pas de leucorrhée. Accouchement : présentation par l'épaule. Accouchement très long.

Obs. XLVIII. — M... Suzanne, âgée de 11 jours. Ophtalmie purulente de l'OG trois jours après la naissance ; soignée par des lavages à l'eau boriquée.

Entre aux Quinze-Vingts, purulence datant de 8 jours, œdème très prononcé, sécrétion séro-citrine.

Traitement : Nitrate et permanganate.

Durée : 21 jours de suppuration.

Mère : Leucorrhée soignée par des injections au sublimé.

Obs. XLIX. — Ch... Gabriel, âgé de 15 jours. Ophtalmie purulente de l'œil droit. Début 4e jour après la naissance.

Soins insignifiants.

Entre à la clinique le 1er avril 1902, sécrétion muco-purulente ; cornée saine ; pas de fausses membranes.

Traitement : Nitrate 2 0/0.

État de la mère : Primipare ; leucorrhée, jamais injection.

Obs. L. — L... Georgette, âgée de 11 jours. Ophtalmie bilatérale. OD pris le 5e jour, l'autre deux jours après. Soignée par des lavages au permanganate.

Entré aux Quinze-Vingts le 4 avril 1902. Sécrétion purulente très intense œdème des paupières ; cornées saines.

Traitement : Lavages au permanganate du 4 au 7.

Le 7 avril. Fausses membranes de l'OG ; vaseline simple.

Durée : 17 jours de suppuration.

Traitement : 11 jours.

Comme l'on voit, les fausses membranes ne sont pas consécutives au nitrate.

Mère : Leucorrhée, primipare ; pas d'injection.

Obs. LI. — M... Jules, âgé de 3 semaines. OD pris le 15e jour, l'autre 24 heures après, soins nuls.

Entré aux Quinze-Vingts le 4 avril 1902 avec purulence très accusée.

Le 6 août. — OD, cornée infiltrée, et abcès le lendemain, galvano, pilocarpine.

Traitement : Lavages eau boriquée ; vaseline, oxyde jaune. L'enfant respire mal, se nourrit difficilement, accès d'étouffement, nez enchiffrené. Végétation ?

Instillation d'huile mentholée (nez).

Durée totale : 24 jours.

Mère ; Leucorrhée, aucun soin.

Obs. LII. — S... Georges, âgé de 5 jours. OG pris à la naissance, l'autre pris le 3e jour.

Instillation de jus de citron ; comme traitement préventif, lavages au permanganate.

Entré aux Quinze-Vingts le 17 avril, œdème très prononcé de l'œil gauche, sécrétion citrine. Cornée intacte,

Traitement : Nitrate 2 0/0.

Mère ; Jamais de leucorrhée.

Obs. LIII. — B... Marcelle, âgée de 16 jours. Ophtalmie purulente. OG, début le 4e jour, elle sort de l'hôpital pour venir aux Quinze-Vingts le 7 avril, l'œil très œdématié. Turgescence veineuse. Cornée saine.

Traitement : Nitrate 2 0/0.

Mère : Leucorrhée, sans soins.

Obs. LIV. — L... Georges, âgé de 12 jours. Ophtalmie purulente le 8e jour de l'œil gauche. Soigné à l'eau boriquée.

Entré aux Quinze-Vingts le 17 avril. Catarrhe intense, œdème très prononcé des paupières. Cornée saine.

Traitement : Deux lavages au permanganate tarissent la suppuration.

Durée totale : 8 jours de suppuration.

Mère : Pas de leucorrhée, a pris des injections au sublimé.

Obs. LV. — Ch... Léon, âgé de 20 jours. Ophtalmie purulente bilatérale, OD pris 24 heures après la naissance, l'autre 6 jours après ; soigné par des lavages au sublimé.

Entré le 26 avril aux Quinze-Vingts, la purulence est tarie, mais l'OG présente la cornée détruite. OD, infiltration de la cornée dans la moitié supérieure,

État de la mère : Multipare, 4 enfants ; les trois premiers n'ont rien. La mère a une mastite abcédée (sein droit), l'enfant fut nourri à ce sein pendant les premiers jours,

Obs. LVI. — B... Suzanne, âgée de 15 jours, ophtalmie purulente de l'OG le 4ᵉ jour, l'autre 11 jours après.

Soignée au nitrate, en ville.

Entrée aux Quinze-Vingts le 21 avril, sécrétion purulente très intense des deux yeux, les cornées sont intactes.

Traitement : Lavages au permanganate.

Durée de la suppuration : 26 jours.

Mère : Leucorrhée, mastite abcédée, sein droit.

Obs. LVII. — A... Georgette, ophtalmie purulente des deux yeux, OD, huit jours après la naissance, l'autre 24 heures après le premier. Soignée par des irrigations à l'eau boriquée, et nitrate.

Entrée à la clinique le 9 mai 1902.

Sécrétion purulente de moyenne intensité.

Cornées intactes,

État de la mère : Leucorrhée, a pris des injections avec du permanganate,

Obs. LVIII. — P... Henriette, âgée de 20 jours, née avant terme, 7ᵉ mois.

Ophtalmie purulente des deux yeux. OD pris huit jours après la naissance, l'autre onze jours après.

Soins donnés en ville : Eau boriquée.

En traitement à la consultation externe : nitrate 2 0/0 pendant 17 jours. Durée de la suppuration : 37 jours.

Mère : Pas de leucorrhée. Accouchement laborieux.

Obs. LIX. — C... Germaine, âgée de 6 semaines. Ophtalmie purulente de deux yeux. OG pris huit jours après la naissance, l'autre huit jours après.

En traitement aux Quinze-Vingts ; purulence très intense, hyperhémie papillaire, pas de fausses membranes.

Traitement : Permanganate pendant 8 jours, puis tous les deux jours.

Durée de la suppuration : 64 jours. Traitement exige plus d'un mois.

Mère : Jamais de leucorrhée.

Obs. LX. — D... René, âgé de 5 semaines, OD atteint le 2ᵉ jour après sa naissance, l'autre un mois après. Soigné en ville par le permanganate.

Entre aux Quinze-Vingts le 4 avril ; purulence très accentuée de l'œil gauche. Cornée intacte, pas de fausses membranes.

Traitement : Nitrate tous les jours pendant 15 jours.

Durée totale de la suppuration : OD un mois ; l'autre 16 jours.

Mère : Secondipare, leucorrhée ; pas d'injections. Le premier enfant n'a rien eu.

Obs. LXI. — D... Fernand, âgé de 5 semaines. L'ophtalmie purulente remonte au 8ᵉ jour après la naissance, les deux yeux sont pris. Pas de traitement.

Entre aux Quinze-Vingts : le 10 mai. Sécrétion intense, cornées intactes, pas de fausses membranes.

Traitement : Nitrate 2 0/0 tous les jours.

Durée de la suppuration : un mois.

Obs. LXII. — G... Madeleine, âgée de 14 jours. Ophtalmie purulente. OG le 8ᵉ jour après sa naissance, l'autre se prend 10 jours après le premier.

Soins donnés en ville : Eau boriquée.

Entrée à la clinique le 2 mai ; œdème des paupières, sécrétion intense, pas de fausses membranes. Cornées intactes.

Durée : 42 jours de suppuration. En traitement 5 semaines.

Mère : Pas de leucorrhée, accouchement laborieux, en travail pendant 12 heures.

Obs. LXIII. — E... Georges, âgé de 11 jours. 5 enfants, les autres rien.

L'OD est pris le 5ᵉ jour après sa naissance ; soigné en ville par du jus de citron.

Entré à la clinique le 13 mai ; œdème des paupières, sécrétion muco-purulente. Cornée intacte.

Traitement : Nitrate 2 0/0, et cela pendant 5 semaines avec alternative de mieux et d'aggravation. Durée de la suppuration : 41 jours.

Mère : Primipare ; leucorrhée, pas de soins.

Obs. LXIV. — F... Georges, âgé de 15 jours. Ophtalmie purulente, OD, 24 heures après la naissance, l'autre 12 heures après. Est présenté le 3ᵉ jour à la consultation du dispensaire.

Œdème, sécrétion, pas de fausses membranes.

Cornées intactes.

Traitement : Nitrate 2 0/0, sublimé chez lui.

Durée de la suppuration pendant : un mois.

Mère : Maladive, cardiaque ; misère, manque de nourriture ; leucorrhée, pas de soins.

Obs. LXV. — C... Fernand, âgé d'un mois. Ophtalmie purulente OD dès la naissance, œil gauche se prend 8 jours après ; reste sans soins.

Entré à la clinique des Quinze-Vingts le 25 avril. Purulence très accentuée, pas de fausses membranes. Cornées intactes.

Traitement : Nitrate 2 0/0 pendant 3 semaines.

Durée totale de la suppuration : 7 semaines.

Mère : Jamais de leucorrhée.

Obs. LXVI. — B... Paul, âgé de 12 jours, 2ᵉ enfant, premier rien.

Ophtalmie purulente des deux yeux, 4 jours après la naissance, aucun soin avant d'entrer aux Quinze-Vingts, le 10 mai 1902.

Purulence très marquée des deux yeux, œdème des paupières, turgescence veineuse, pas de fausses membranes, cornées saines.

Traitement : Nitrate 2 0/0 et lavages au permanganate pendant un mois.

Rechute le la purulence après un mois de traitement, celui-ci étant suspendu pendant quelques jours, mais cette petite rechute ne dure que 4 jours et cède vite au nitrate.

Durée : 5 semaines de suppuration. Traitement un mois.

Etat de la mère : jamais de leucorrhée, accouchement laborieux.

OBS. LXVII. — D... Odette, âgée de 16 jours. Ophtalmie purulente de l'OD deux jours après la naissance, OG se prend 4 jours après le premier ; fut soignée au nitrate.

Entre aux Quinze-Vingts le 3 mai 1902, sécrétion séro-citrine, pas d'œdème des paupières, pas de fausses membranes, cornées intactes.

Traitement : Nitrate 2 0/0 tous les jours, tout va bien jusqu'au 10 juin, le traitement est suspendu pendant quelques jours, et tout à coup *nouvelle poussée* inflammatoire qui est maîtrisée par 6 cautérisations.

Durée de la suppuration : 42 jours, exigeant un traitement de 5 semaines.

Mère : injections au sublimé avant l'accouchement.

OBS. LXVIII. — P... Hortense, âgée de 15 jours. Est amenée à mon dispensaire le 10 mai. Ophtalmie purulente de l'œil gauche ayant débuté 12 jours après la naissance. Elle fut soignée à l'eau boriquée.

A son arrivée, je constate turgescence très accentuée de la paupière, purulence très grande, cornée intacte.

Traitement : Nitrate 2 0/0 tous les deux jours, sublimé 1/5000 chez elle.

N'est pas revenu à la consultation.

Mère : Leucorrhée, pas de soins.

OBS. LXIX. — L... Maurice, âgé de 15 jours, est amené à ma consultation le 15 mai 1902. Ophtalmie purulente bilatérale. OD pris 4 jours après la naissance, l'autre 24 heures après le premier.

Purulence très marquée, fausses membranes de la conjonctive tarsienne de l'OD, cornées intactes.

Traitement : OD, vaseline, OG, nitrate. Au bout de quelques jours. Nitrate aux deux yeux. Chez lui, sublimé 1/5000.

Durée de la suppuration : 25 jours.

Mère : Primipare, chétive, misère, manque d'alimentation, allaite difficilement l'enfant.

OBS. LXX. — B... René, âgé de 39 jours. Ophtalmie purulente des deux yeux. OG pris à la naissance, l'autre 8 jours après le premier. Soigné au jus de citron et lavages boriqués.

Est amené aux Quinze-Vingts le 25 mai 1902. Œdème des paupières, sécrétion séro-citrine, OD exulcération allongée siégeant sur la face interne de la paupière et près du bord inférieur, le fond de cette ulcération est ecchymotique. Cornées intactes.

Traitement: Lavages au permanganate, pendant 4 jours, nitraté ensuite.

Durée de la suppuration : 50 jours.

Durée du traitement : 3 semaines.

Mère : Secondipare ; leucorrhée ; le premier enfant n'a jamais rien eu, elle n'a pas fait d'injection.

OBS. LXXI. — G... Henry, âgé de 7 semaines, est amené aux Quinze-Vingts le 18 mai, avec une ophtalmie purulente des deux yeux. OD pris le 8e jour, l'autre trois jours après le premier, sécrétion muco-purulente, pas d'œdème, pas de fausses membranes.

Traitement: Nitrate 2 0/0 tous les jours. La première huitaine, deux fois par jour, ensuite une fois.

Suppuration dure 3 mois. Traitement compte depuis son arrivée qui est de 6 semaines.

Mère : Primipare, 3e enfant, toujours leucorrhée, jamais d'injections, les deux premiers enfants, rien.

OBS. LXXII. — R... Charles, âgé de trois mois ; ophtalmie purulente des deux yeux. OG pris deux jours après la naissance, l'autre 24 heures après le premier. Soigné chez lui à l'eau boriquée et nitrate.

Arrive aux Quinze-Vingts le 17 mai 1902. Sécrétion muco-purulente épaisse. Pas d'œdème des paupières, pas de fausses membranes, cornées intactes.

Lavages au permanganate, nitrate 2 0/0,

Au bout de 10 jours, va assez bien.

Fin mai. Ophtalmie purulente reprend et dure 10 jours, les cautérisations jugulent la purulence, nouvelles poussées lorsqu'on suspend 24 heures le nitrate.

Durée totale de la suppuration : au delà de 3 mois.

Etat de la mère : Leucorrhée, a eu des pertes blanches.

OBS. LXXIII. — G... Maurice, âgé de 15 jours. Ophtalmie purulente de l'OG, 3e jour après sa naissance, l'autre 2 jours après le premier. Soigné au nitrate.

Entre aux Quinze-Vingts le 18 mai. Sécrétion muco-purulente.

Pas d'œdème, pas de fausses membranes. Cornées intactes.

Traitement : Lavages au permanganate. Durée de la suppuration 19 jours, traitement 10 jours.

Mère : Leucorrhée, a pris des injections ; secondipare ; les deux premiers enfants n'avaient rien eu.

OBS. LXXIV. — M... Charles, âgé de 13 jours, enfant chétif né à terme. Ophtalmie purulente des deux yeux 24 heures après la naissance. Amené aux Quinze-Vingts, on remarque une purulence séro-citrine ; pas de fausses membranes, cornées saines.

Traitement : Lavages au permanganate de potasse.

Mère : Primipare ; faible, se nourrit mal, dyspeptique, leucorrhée, jamais d'injection.

Obs. LXXV. — F... Camille, âgée de 14 jours. Ophtalmie purulente de l'OG, 7 jours après la naissance, l'autre se prend 11 jours après le premier.

Soignée en ville, par des lavages à l'eau boriquée.

Sécrétion moyenne, pas d'œdème des paupières, pas de fausses membranes. Cornées saines.

La durée de la suppuration est de 17 jours, et le traitement de 14 jours, cède après les lavages au permanganate de potasse.

Mère : Primipare, accouchement laborieux, 12 heures en souffrance. Leucorrhée, a pris des soins très minutieux.

Obs. LXXVI. — G... René, âgé de 14 jours. Ophtalmie purulente des deux yeux le 6e jour après la naissance, soigné au jus de citron et à l'eau boriquée.

Amené aux Quinze-Vingts ; huit jours de suppuration, œdème peu prononcé, pas de fausses membranes, cornées saines.

Nitrate pendant 4 jours, 2 0/0, puis 1 0/0 jusqu'à la fin, accompagné de lavages au permanganate.

Durée de la suppuration trois semaines. Idem du traitement.

Mère : Leucorrhée, jamais d'injections.

Obs. LXXVII. — Ch... Auguste, âgé de 14 jours. Ophtalmie purulente de l'OG le 7e jour après sa naissance, l'autre 3 jours après le premier.

Soigné en ville par des attouchements de permanganate en solution concentrée 3 0/0.

Entré aux Quinze-Vingts ; œdème des paupières, sécrétion muco-purulente, pas de fausses membranes.

Nez : Respiration très mauvaise, s'arrêtant à chaque tétée, végétation.

Traitement : Nitrate 2 0/0. Tout paraît fini après un mois, lorsque tout à coup une nouvelle poussée purulente survient, qui cède au nitrate.

Durée de la purulence : 5 semaines.

Mère : Pas de leucorrhée, soins minutieux, secondipare ; le premier enfant n'a rien eu.

Obs. LXXVIII. — L... Suzanne, âgée de 14 jours. Ophtalmie purulente des deux yeux, début le 4e jour après sa naissance ; fut soignée à l'eau boriquée, vient à ma consultation le 20 mai 1902. Sécrétion intense, peu d'œdème.

Pas de fausses membranes, cornées intactes.

Traitement : Nitrate 2 0/0, lavages au sublimé chez elle.

Durée de la purulence : 30 jours, le traitement dure un mois.

Mère : Secondipare, cardiaque, chétive, leucorrhée ; le premier enfant rien.

Obs. LXXIX. — Enfant D... Léon, âgé de 18 jours. Ophtalmie purulente de l'OG survenue 24 heures après sa naissance. Soigné en ville par l'eau boriquée, est amené aux Quinze-Vingts le 22 mai, œdème des paupières, sécrétion séro-citrine, rien sur la cornée.

Traitement : Nitrate 2 0/0 pendant 8 jours. Durée de la purulence : 25 jours.

Mère : Pas de leucorrhée, pas d'injections.

Obs. LXXX. — N... René, 18 jours. Ophtalmie purulente de l'OD dès la naissance. Soigné à l'eau boriquée.

Est amené à ma consultation le 12e jour de son affection. Sécrétion purulente, pas de fausses membranes, rien sur la cornée.

Traitement : Nitrate 2 0/0. Purulence dure 30 jours.

Mère bien portante, c'est le 5e enfant, les autres n'ont rien eu.

On accuse la sage-femme d'avoir fait l'accouchement sans soins, de plus le visage de l'enfant a été lavé avec la même eau ayant servi au bain du corps. Mais alors pourquoi un œil est-il pris ?

Obs. LXXXI. — B... Auguste, âgé d'un mois. Ophtalmie purulente des deux yeux. L'OG est pris le 2e jour après sa naissance, l'autre 6 jours après le premier fut soigné au nitrate pendant 4 jours.

Entré aux Quinze-Vingts le 23 mai. Œdème des paupières, sécrétion muco-purulente, cornées troubles.

Dacryocystite congénitale OG.

Traitement : Sondage de l'œil gauche, lavages au permanganate pendant 8 jours, après 8 jours, nitrate pendant 8 jours ; c'est l'œil droit qui est le plus atteint.

Obs. LXXXII. — B... Albert, âgé de 22 jours, atteint d'ophtalmie purulente de l'OG, neuf jours après sa naissance. Soigné à l'eau boriquée.

Entré aux Quinze-Vingts le 27 mai, œdème peu prononcé de la paupière, pas de fausses membranes, cornée intacte.

Traitement : 2 lavages par jour au permanganate, Nitrate 2 0/0.

Durée de la purulence : 27 jours ; 14 jours de traitement.

Obs. LXXXIII. — B... Constant, frère jumeau de celui de l'observation précédente. Présente l'ophtalmie purulente le 3e jour après celle de son frère ; l'OG est pris d'abord, l'autre, le lendemain ; celui-ci soigné avec sublimé et iodoforme.

La purulence présente les mêmes caractères, aucune complication.

Traitement comme le précédent.

Durée de la purulence : 24 jours ; 14 jours de traitement.

La mère a déjà deux enfants, les autres n'ont rien eu.

L'accouchement fut long et laborieux, le 1er est resté 2 heures au passage, le second est venu 10 minutes après.

Obs. LXXXIV. — D... François, âgé de 12 jours. Ophtalmie purulente des deux yeux et cela dès la naissance.

Soigné en ville par du nitrate.

Entré aux Quinze-Vingts le 26 mai ; peu d'œdème, mais beaucoup de sécrétions, pas de fausses membranes, cornées saines.

Traitement : 2 lavages de permanganate par jour pendant 8 jours. Nitrate pendant 6 jours.

Durée : Purulence 26 jours ; traitement 14 jours.

Mère primipare, chloro-anémique, leucorrhée, pas de soins.

Obs. LXXXV. — B... René, âgé de 10 jours. Ophtalmie purulente de l'OG le 6e après la naissance, l'autre 4 jours après le premier. Soigné à l'eau boriquée.

Entré aux Quinze-Vingts le 27 mai, lavages avec du permanganate pendant 8 jours ; nitrate 2 0/0, 7 jours.

Durée : 26 jours de suppuration. L'enfant respire très mal en tétant, il s'arrête à plusieurs reprises, la nuit il se réveille en sursaut. Instillation d'huile mentholée, quelques gouttes d'une solution de 1 0/0, les instillations donnent un soulagement considérable.

Mère bien portante, primipare, jamais leucorrhée.

Obs. LXXXVI. — G... Suzanne, âgée de 4 semaines. Ophtalmie purulente des deux yeux. OD, 8 jours après la naissance, l'autre 3 jours après le premier.

Soins donnés : Lavages à l'eau boriquée.

Entre aux Quinze-Vingts le 28 mai 1902. Purulence abondante, fausses membranes OG, cornées intactes.

Traitement : Lavages avec du permanganate.

Durée de la suppuration : 29 jours.

Traitement : 8 jours.

Mère : Accouchement laborieux, albuminurie, chloro-anémie ; leucorrhée, jamais d'injection.

Obs. LXXXVII. — D... Henry, âgé de 21 jours. Ophtalmie purulente bilatérale, OG pris 12 jours après sa naissance ; OD le lendemain après le premier.

Soins donnés : Eau boriquée.

Entre aux Quinze-Vingts le 29 mai, OG cornée infiltrée. Purulence, peu d'œdème. Lavages avec du permanganate, pilocarpine, OD nitrate. Purulence, 21 jours.

Traitement : 8 jours.

Mère : Accouchement difficile, 7 heures au passage. Leucorrhée, injections au sublimé.

Obs. LXXXVIII. — G... Charlotte, âgée de 11 jours. OG, ophtalmie purulente 5 jours après sa naissance, reste sans traitement.

Est amenée aux Quinze-Vingts le 31 mai 1902, avec œdème, sécrétion séro-muqueuse, pas de fausses membranes, cornée intacte.

Traitement : Nitrate 2 0/0, tous les jours.

Mère : Leucorrhée, pas d'injection.

Obs. LXXXIX. — M... Olga, âgée de 15 jours. Ophtalmie purulente. OG 7 jours après la naissance, OD 14e jour.

Soignée aux lavages d'une infusion de camomille.

Entrée aux Quinze-Vingts, le 2 juin 1902, œdème peu prononcé, sécrétion muco-purulente, cornées intactes, pas de fausses membranes.

Traitement : Nitrate 2 0/0, 2 fois par jour pendant 9 jours. Purulence dure 17 jours.

Mère : Peu de leucorrhée, jamais injections.

Obs. XC. — Enfant F... Marie, âgée de 13 jours. Ophtalmie purulente OG le 10e jour après la naissance, reste sans traitement.

Entre aux Quinze-Vingts le 1er juin. OG, sécrétion purulente, pas d'œdème, mais fausses membranes, cornée intacte. Lavages au permanganate. Vaseline.

Durée de la purulence : 15 jours.

Traitement : 12 jours.

Mère chloro-anémique, leucorrhée, injections au sublimé.

Obs. XCI. — L.... Jeanne, âgée de 5 semaines. Ophtalmie purulente de l'OG le 9e jour après sa naissance, l'autre se prend un mois après.

Soins donnés : Sublimé, eau boriquée.

Entrée aux Quinze-Vingts le 4 juin. OD, œdème des paupières ; sécrétion peu accusée ; OG, l'infiltration de la cornée remontait à quelques jours (10 jours d'après les dires de la mère).

Durée de la purulence : 26 jours.

Traitement : 19 jours.

Mère : Primipare, domestique, chlorotique, leucorrhée ; pas de soins ; accouchement très laborieux, 3 jours en souffrance.

Obs. XCII. — R... Lucien, âgé de 3 semaines. Ophtalmie purulente de l'OG neuf jours après sa naissance, l'autre 8 jours après le premier.

Soins donnés nuls.

Entré à la clinique le 6 juin. Caractère banal de la purulence, aucune complication.

Traitement : Nitrate 2 0/0.

Durée de la purulence : 22 jours.

Traitement : 8 jours.

Mère : Secondipare, le premier rien.

Obs. XCIII. — F... Georgette, âgée de 15 jours. Ophtalmie purulente de l'OG le 8e jour après la naissance, l'OD est pris 3 jours après. Soignée à l'eau boriquée.

Entre aux Quinze-Vingts le 8 juin. Infiltration de la cornée gauche le 7e jour de son entrée, peu de sécrétion, l'OD, purulence, rien sur la cornée.

Traitement : Nitrate, lavages.

Durée de la suppuration : 21 jours.

Mère : Leucorrhée, pas d'injections.

Obs. XCIV. — D... Georges, âgé de 11 jours. Ophtalmie purulente de l'OD le 7e jour, l'autre sécrète peu.

Soigné en ville par le nitrate et le sublimé.

Entré aux Quinze-Vingts le 7 juin. Œdème et sécrétion purulente, mais rien sur la cornée.

Traitement : Nitrate 2 0/0.

Durée de la suppuration : 13 jours.

Mère bien portante, pas d'injections.

Obs. XCV. — B... Laurent, âgé de 15 jours. Ophtalmie purulente de l'OG le 4e jour après sa naissance, soigné par du nitrate.

Entré aux Quinze-Vingts le 5 juin. Caractère banal de la purulence, aucune complication.

Traitement : Nitrate 2 0/0.

Durée de la purulence : 22 jours ; traitement, 8 jours.

Mère : Leucorrhée, pas d'injections.

Obs. XCVI. — M... Joseph, âgé de 10 jours. Ophtalmie purulente de l'OG le 7e jour, l'autre pris 24 heures après, pas de soins.

Entré aux Quinze-Vingts le 5 juin ; on constate OD, abcès et perforation, fausses membranes ; OD purulence.

Le 7 juin, infiltration en bas de la cornée de l'œil droit.

Lavages au permanganate. Pilocarpine.

Durée de la purulence : 18 jours.

Mère : Leucorrhée, jamais d'injection.

Obs. XCVII. — Enfant M... Georges, âgé de 15 jours.

Les deux yeux pris le 8e jour après la naissance.

Soigné à l'eau boriquée.

Entré le 8 juin. Purulence abondante, pas de fausses membranes, Cornées intactes.

Traitement : Nitrate 2 0/0, pendant 11 jours.

Durée de la purulence : 18 jours.

Mère : Leucorrhée, primipare, pas de soins.

Obs. XCVIII. — G... Germaine, âgée d'un mois. OD pris le 5e jour, l'autre 4 jours après, soigné au jus de citron.

Entrée le 8 juin ; purulence très marquée, pas de fausses membranes, cornées intactes.

Nitratée pendant 10 jours, cependant la purulence a duré 35 jours.

Mère : Multipare, les premiers enfants sains.

Obs. XCIX. — Q... Henry, âgé de 15 jours. Ophtalmie purulente de l'OG, 7 jours après la naissance, pas de soins.

Entré le 9 juin : œdème, purulence, fausses membranes de l'œil gauche, vaseline d'abord, puis nitrate.

Durée de la purulence : 14 jours ; traitement, 6 jours.

Mère : Secondipare, accouchement difficile ; le premier enfant rien.

Obs. C. — B... Aurélie, âgée de 24 jours. Ophtalmie purulente, OD pris le 9e jour après la naissance ; aucun soin.

Entrée le 25 juin à la clinique, sécrétion banale, pas de fausses membranes, cornée saine.

Traitement : Nitrate et lavages pendant 25 jours. La purulence dure 40 jours.

Mère : Secondipare, leucorrhée : le premier n'a rien.

Obs. CI. — B... Germaine, âgée de 5 semaines. OG pris le 9e jour, l'autre 8 jours après. Aucun soin en ville.

Entré aux Quinze-Vingts le 23 juin. Purulence banale, aucune complication.

Traitement : Nitrate 2 0/0, pendant 17 jours.

La purulence dure 47 jours.

L'enfant allant bien, un coryza très léger provoque une nouvelle poussée qui est vite jugulée.

Obs. CII. — S... Marguerite, âgée de 12 jours. Ophtalmie purulente de l'OG le 4e jour, ne reçoit aucun soin.

Entrée le 25 juin aux Quinze-Vingts : Purulence datant de 8 jours, œdème de la paupière, sécrétion purulente, pas de fausses membranes, cornée intacte.

Traitement : Nitrate 2 0/0.

Durée de la purulence : 18 jours ; du traitement, 8 jours.

Mère : Primipare, chlorotique, pas de leucorrhée ; a pris des injections au sublimé avant l'accouchement.

Obs. CIII. — Th... Joséphine, âgée de 19 jours. Ophtalmie purulente de l'OD huit jours après la naissance, l'autre 8 jours après le premier, ne reçoit aucun soin chez elle.

Entre aux Quinze-Vingts, 26 juin 1902. Ophtalmie purulente moyenne, pas d'œdème. Sécrétion muco-purulente, pas de fausses membranes cornées saines.

Traitement : Nitrate 2 0/0.

Durée de la purulence : 10 jours ; cautérisation, 8 jours.

Mère : Accouchement très laborieux, pas de leucorrhée, a pris des injections.

Obs. CIV. — S... Renée, âgée de 15 jours. Ophtalmie purulente OG le 4e jour après naissance, soignée à l'eau boriquée.

Entre aux Quinze-Vingts le 25 juin ; pendant son séjour à la clinique, l'œil droit se prend, donc 13 jours après le premier. L'affection présente les caractères normaux. Aucune complication.

Traitement : Nitrate 2 0/0, la purulence de l'OG a duré 19 jours et l'autre 8 jours.

Mère : Primipare, leucorrhée ; a pris des soins.

Obs. CV. — L... Henry, âgé de 5 semaines. Ophtalmie purulente des deux yeux. OG pris le 7e jour après sa naissance ; l'autre 24 heures après le premier.

Entre aux Quinze-Vingts avec une purulence très accentuée des deux yeux ; rien d'anormal.

Traitement : Nitrate 2 0/0.

Durée de la purulence : un mois. Traitement exige 14 jours.

Mère : Leucorrhée ; a pris des injections.

Obs. CVI. — S... René, âgé de 20 jours. Ophtalmie purulente de l'OG, le 8e jour après sa naissance, l'autre est pris 2 jours après. Reste sans soins.

Est amené à ma consultation, avec tous les caractères d'une purulence bien marquée. Rien d'anormal, pas de fausses membranes, cornées saines.

Traitement : Nitrate 2 0/0. Chez lui des lavages au sublimé 1/5000.

Durée de la purulence : 32 jours.

Traitement : 17 jours.

Mère : Albuminurie, primipare, bassin rachitique, accouchement très laborieux.

Obs. CVII. — J... Georges, âgé de 13 jours. Ophtalmie purulente de l'OG le 6e jour après la naissance, l'autre 3 jours après le premier. Soigné en ville par le nitrate et permanganate.

Entre aux Quinze-Vingts avec la purulence banale, sans complication aucune sur les cornées.

Traitement : Nitrate 2 0/0. La purulence dure 29 jours, le traitement 20 jours.

Mère primipare, a pris des injections ; leucorrhée.

Obs. CVIII. — L... Lucien, âgé de 12 jours. Ophtalmie purulente de l'OG le 3e jour après la naissance, l'autre 2 jours après. Soigné à l'eau boriquée.

Vient aux Quinze-Vingts, purulence très accentuée, rien sur les cornées.

Traitement : Nitrate 2 0/0.

Durée de la purulence 18 jours ; du traitement 10 jours.

Mère secondipare, le premier rien. Leucorrhée, elle a pris des soins.

Obs. CIX. — Cl... Louis, âgé de 13 jours. Ophtalmie purulente des deux yeux le 5e jour après sa naissance, reste sans soins.

Est amené aux Quinze-Vingts, sécrétion très intense, cornées saines, pas de fausses membranes.

Depuis 24 heures l'enfant suffoque la nuit, a du mal en tétant. Végétations, nez coule.

Traitement : Nez, huile mentholée. Pour les yeux, nitrate 2 0/0.

Durée de la purulence : 15 jours ; durée du traitement : 8 jours.

Mère : Leucorrhée abondante, primipare, a pris des injections.

Obs. CX. — S... Emma, âgée de 18 jours. Ophtalmie purulente de l'OG 2 jours après la naissance ; l'autre 4 jours après le premier. Traitement par des lavages au permanganate.

Entre avec la purulence datant de 18 jours ; on constate infiltration blanche au quart inférieur de la cornée de l'OG, sécrétion de cet œil paraît diminuer, l'autre suppure.

A son entrée, l'enfant complètement cyanosé, respire très mal, on ne lui a rien donné, ni même de l'eau sucrée. On croit que la cyanose est due à la persistance du trou de Botal, mais l'enfant n'a rien au cœur.

Traitement à la clinique : Permanganate, pommade oxyde jaune, pilocarpine à OG ; l'autre, nitrate.

Durée de la purulence : 30 jours ; du traitement, 16 jours.

Mère : Peu de leucorrhée, a pris des injections.

Obs. CXI. — M... Maurice, âgé de six semaines. Ophtalmie purulente des deux yeux dès la naissance.

En ville, soigné par l'eau boriquée.

Entre aux Quinze-Vingts avec sécrétion qui commence déjà à tarir, la suppuration dure cependant encore 3 semaines, après un traitement assidu par le nitrate.

A son entrée l'enfant présentait de la rhinite, mais rien sur le corps, pas de traces de spécificité héréditaire.

Mère : Leucorrhée abondante ; a pris beaucoup d'injections.

Obs. CXII. — Enfant L... Andrée, âgé de 20 jours, atteinte d'ophtalmie purulente. OD pris 9 jours après la naissance, l'autre 4 jours après ; on la laisse sans soins, et tout juste une journée on lui applique du nitrate.

Entre au Quinze-Vingts ; purulence depuis 13 jours, sans complication ; aucune fausse membrane, cornées intactes.

Traitement : Nitrate 2 0/0 à la clinique pendant 15 jours.

Durée de la purulence : 26 jours.

Mère : Primipare ; accouchement difficile ; leucorrhée, pas de soins.

Obs. CXIII. — V... Louis, âgé d'un mois. Ophtalmie purulente des deux yeux depuis la naissance. Fut soigné à l'eau boriquée.

Entré aux Quinze-Vingts, présenté tous les jours aux pansements ; la sécrétion tarit au bout de 3 semaines, on suspend le traitement de 3 jours, la purulence reprend. Les conjonctives deviennent villeuses, sécrétion verdâtre. La purulence a duré deux mois.

La mère est secondipare, le premier n'a rien eu ; leucorrhée, mais sans soins.

Obs. CXIV. — V... Elie, âgé de 24 jours. Ophtalmie purulente des deux yeux, le 2e jour. Soigné au nitrate.

Entre à la clinique ; l'œil droit est plus atteint, et le 20e jour de la maladie, on constate une petite infiltration de la cornée (OG), pas de fausses membranes.

Traitement : Nitrate, lavage au permanganate.

Le 8e jour, l'infiltration persiste, n'augmente pas.

Durée totale de la purulence : 29 jours.

Traitement à la clinique : 9 jours.

Mère : Secondipare ; pas de leucorrhée.

Obs. CXV. — S... Suzanne, âgée de 4 jours. Ophtalmie purulente des deux yeux, 24 heures après la naissance. Soignée par le nitrate 2 0/0 tous les jours ;

Est présentée aux Quinze-Vingts avec la purulence banale ; pas de fausses membranes, cornées intactes, est amené à la consultation externe.

Mère : Leucorrhée pendant sa grossesse, secondipare; accouche difficilement, l'enfant reste 6 heures au passage.

Obs. CXVI. — H... Edouard, 17 jours. Ophtalmie purulente de l'OG 7 jours après la naissance, l'autre est pris 5 jours après le premier, soigné chez lui par le nitrate et permanganate.

Est amené aux Quinze-Vingts, œdème des paupières très accusées purulence abondante, pas de fausses membranes ; cornées saines.

Purulence dure 25 jours, lavages au permanganate deux fois par jour.

Mère : Jamais de leucorrhée.

Obs. CXVII. — St... Louis, âgé de 15 jours. Ophtalmie purulente de l'OG dès la naissance, l'autre est pris 4 jours après le premier. Soigné au nitrate chez lui.

Entre aux Quinze-Vingts ; purulence banale, aucune complication.
Traitement : Nitrate 2 0/0 tous les jours.
Durée de la purulence : 22 jours.
Traitement : 10 jours.
Mère : Secondipare ; pas de leucorrhée.

Obs. CXVIII. — G... Eugène, âgé de 3 semaines, né le 8e mois. Ophtalmie purulente des deux yeux. OD pris le 8e jour après sa naissance ; l'autre 24 heures après, reste sans soins, se présente à mon dispensaire avec la suppuration depuis 14 jours, œdème peu accusé des paupières. Ulcération tarsienne sur la paupière inférieure de l'OG ; pas de fausses membranes, cornées intactes.
Traitement : Nitrate 2 0/0.
Lavages au sublimé 1/5000 chez lui. L'enfant tousse beaucoup.
Mère albumineuse, troisième enfant ; les premiers rien.

Obs. CXIX. — L... René, âgé de 11 jours. Ophtalmie purulente de l'OG à la naissance, l'autre pris le 3e jour après le premier. Vient à la consultation avec la purulence qui date depuis 8 jours. Il fut soigné par des lavages boriqués. La suppuration présente des caractères banals, rien sur la cornée, pas de fausses membranes.
Traitement : Nitrate 2 0/0, lavages au sublimé.
Durée de la purulence : 25 jours OG, 22 jours OD.
Mère : Chlorotique, misère, primipare, nourrit difficilement.

Obs. CXX. — P... Georgette, âgée d'un mois, née le 8e mois. Ophtalmie purulente de l'OD 3 jours après la naissance, l'autre se prend 7 jours après le premier ; soignée à l'eau boriquée.

Entre aux Quinze-Vingts le 28 juillet 1902. Pas d'œdème, sécrétion purulente, pas de fausses membranes, cornées intactes. Nitrate 2 0/0.

Le 7 août, OG s'abcède le lendemain, perforation, hernie de l'iris.
Traitement : Galvano-pilocarpine, OD purulence seulement.

Mère : Leucorrhée, la sage-femme conseille les injections.
Durée de la purulence, 6 semaines.
Traitement : Suivi 25 jours.

Obs. CXXI. — L... André, âgé d'un mois. Ophtalmie purulente de l'OD à la naissance, l'autre est pris chez sa nourrice à la campagne ne reçoit aucun soin.
Arrive aux Quinze-Vingts avec une purulence d'un mois, caractère banal de la sécrétion, cornées saines.
Traitement : Nitrate tous les jours pendant 10 jours.
Mère : Leucorrhée surtout à la fin de la grossesse, beaucoup de soin ; l'accouchement fut laborieux. Enfant, reste 6 heures au passage.

Obs. CXXII. — R... Albert, âgé d'un mois, ophtalmie purulente de l'OD le 4e jour après sa naissance, l'autre 24 heures après, soins insignifiants.
Est amené aux Quinze-Vingts. Purulence de moyenne intensité, cornées intactes, pas de fausses membranes.
Traitement : Nitrate 2 0/0 ; l'affection cède au bout du 8e jour, reste sans cautérisation, 36 heures, la purulence reprend.
Durée totale de la purulence : plus d'un mois.
Mère : Leucorrhée, a pris des injections avec du permanganate.

Obs. CXXIII. — L... Berthe, âgée de 3 semaines, c'est le 10e enfant, les premiers rien.
L'enfant est atteinte de purulence, 3 jours après la naissance OD ; l'autre se prend 8 jours après le premier.
Sécrétion banale sans complication.
Traitement : Nitrate.
Durée de la purulence pour l'OD 21 jours, pour l'OG, 19 jours.
Mère : Jamais de leucorrhée.

Obs. CXXIV. — H... Simonne, 22 jours, ophtalmie purulente, deux yeux le 4e jour après sa naissance. Soignée par lavages à l'eau boriquée.
Présentée à une consultation après 18 jours de purulence : mais sans complication sur les cornées.
Traitement : Nitrate 2 0/0, lavages au sublimé chez elle.
Durée du traitement : 15 jours.
Mère : Leucorrhée, pas d'injection, chloro-anémique, accouchement difficile, présentation par l'épaule.

Obs. CXXV. — L.... Gustave, âgé de 11 jours. Ophtalmie purulente de l'OD après sa naissance, l'autre est pris le 8e jour. Soigné par une sage-femme à la pommade verte ?
Entre aux Quinze-Vingts le 4 octobre 1902, œdème très accentué des paupières, sécrétion muco-purulente, cornées saines.
Traitement : Lavages au permanganate le soir, nitrate 2 0/0 le matin.

Durée de la purulence : 21 jours.
Traitement : 10 jours.
Mère : Pas de leucorrhée, premier enfant.

Obs. CXXVI. — P... Louis, âgé de 14 jours. Ophtalmie purulente de l'OD le 8ᵉ jour, l'autre 4 jours après le premier.
Soins donnés : Eau boriquée.
Entre aux Quinze-Vingts le 5 octobre 1902. Purulence banale, cornées intactes.
Traitement : 2 lavages par jour, nitrate 2 0/0 le matin après son lavage.
Mère : Leucorrhée, a pris des injections, l'accouchement fut difficile, 24 heures en souffrances.

Obs. CXXVII. — B... Alice, âgée de 19 jours. Ophtalmie purulente des deux yeux, OG pris 9 jours après sa naissance, l'autre 3 jours après.
Soigné avec nitrate, sulfate de zinc, lavages boriqués.
Entre aux Quinze-Vingts le 6 octobre 1902, œdème plus accentué de l'œil gauche, conjonctive boursouflée, hypertrophie papillaire.
Nitrate 2 0/0 le matin, 2 lavages au permanganate dans la journée ; cinq jours après il existe encore l'œdème violacé de la paupière, cornées intactes. Coryza dès la naissance, rien de spécifique.
Durée de la purulence : 15 jours.
Traitement : 8 jours.
Mère : Leucorrhée, injections, 24 heures en souffrance.

Obs. CXXVIII. — M... Paul, âgé de 12 jours. Ophtalmie purulente des deux yeux, dès le 4ᵉ jour après sa naissance : soigné à l'eau boriquée.
Entré aux Quinze-Vingts le 10 octobre. 8 jours de suppuration, œdème très accusé, cornées intactes.
Traitement : 2 lavages par jour (permanganate), nitrate le matin après 8 jours ; 1 lavage par jour.
Durée de la purulence : 15 jours.
Mère : Primipare, a pris quelques injections.

Obs. CXXIX. — Antoine R..., âgé de 16 jours. Le 4ᵉ jour, ophtalmie purulente de l'OD, soigné à l'eau boriquée.
Entré à la clinique le 14 janvier 1903 ; peu d'œdème, sécrétion moyenne. Rien sur la cornée.
Traitement : Protargol 1 : 5 pendant 5 jours et cela une fois par jour.
Le 19 on fait une cautérisation 1/50 de nitrate.
Durée de la purulence : 17 jours.
Mère : Pas de leucorrhée, n'a pas pris d'injections.

Obs. CXXX. — G... René, âgé de 5 semaines. Début de l'ophtalmie purulente 15 jours après la naissance, avec tous les caractères d'une *ophtalmie purulente grave* ; reste sans soins pendant trois semaines, les deux yeux pris.

Entré aux Quinze-Vingts le 5 janvier 1903 avec sécrétion très intense. Double perforation des cornées.

Traitement : Protargol 1/5 pendant 15 jours, on fait du nitrate ensuite jusqu'à la fin.

Durée de la purulence : Pendant 6 semaines ; 24 jours de traitement.

L'enfant se retire avec un large leucôme de l'œil droit.

L'enfant est très chétif, nourri au biberon ; c'est une nourrice de l'Assistance.

Mère : Pas de leucorrhée.

Obs. CXXXI. — H .. André, âgé de 6 semaines. Ophtalmie purulente de l'OG, le 4ᵉ jour après sa naissance.

Soigné par le nitrate à Versailles.

Entré le 31 décembre 1902, avec une infiltration centrale, peu de sécrétion.

Traitement : Protargol 1/5, tous les jours, et cela pendant 19 jours. On fait ensuite du nitrate 1/50. Purulence dure plus de 6 semaines.

Mère : Leucorrhée, jamais d'injection.

Obs. CXXXII. — R... André, âgé de 3 semaines, né au 8ᵉ mois. Ophtalmie purulente de l'œil droit 24 heures après sa naissance, l'autre œil indemne. Soigné au permanganate et au nitrate.

Entré le 15 janvier 1903. Œdème de la paupière, sécrétion séro-purulente, conjonctive boursouflée villeuse. Cornée intacte.

Traitement : Protargol 1/5 pendant 4 jours, nitrate pendant 8 jours. Argent colloïdal pendant 3 jours ; c'est surtout en vue de l'amélioration d'une suppuration ne tarissant pas que ces changements médicamenteux furent employés.

Après 15 jours on est obligé de revenir au nitrate 1/50 et aux lavages au permanganate.

Durée de la purulence : État stationnaire sans progrès près d'un mois ; 10 jours de suppuration.

Mère : Leucorrhée, a pris beaucoup de soins.

Trois enfants, les deux premiers n'ont rien eu ; des accouchements difficiles.

Obs. CXXXIII. — L... Germaine, âgée de 12 jours. Ophtalmie purulente des deux yeux ; OG pris 24 heures après la naissance, l'autre 3 jours après.

Soignée au nitrate et permanganate.

Entrée le 15 janvier 1903 ; OG paupière peu œdématiée, beaucoup de sécrétion, conjonctive tomenteuse des deux yeux. Cornée gauche, abcès (donc le 11ᵉ jour après le début) ; OD, à part la purulence décrite, rien sur la cornée.

Traitement : OG pendant 5 jours ; protargol 1/5, aucune amélioration. Pendant 4 jours nitrate 1/50, toujours même état ; l'OD soigné au permanganate et nitrate va assez bien, on commence des lavages au permanganate pour l'OG toujours pas d'amélioration, on emploie pendant 3 jours sulfate de cuivre en solution glycérinée. Même suppuration. En somme, voilà une période de 15 jours rebelle à tout traitement.

De nouveaux lavages au permanganate et nitrate font peu à peu rentrer dans l'ordre.

Durée totale : Plus d'un mois de traitement pour une purulence assez récente et qui cependant suppurait pendant un mois.

Mère : A eu trois enfants, les premiers rien ; leucorrhée abondante. L'enfant paraît avoir resté au passage plus d'une heure.

Obs. CXXXIV. — F... Ginevra, âgée d'un mois. Ophtalmie purulente des deux yeux dès le 6ᵉ jour après sa naissance. Soignée en Angleterre par du nitrate.

Entrée aux Quinze-Vingts ; purulence banale, sans aucune complication.

Traitement : Protargol 1/5, va très bien.

Durée de la purulence : Un mois.

Mère : Primipare ; pas de leucorrhée, pas de soins.

Obs. CXXXV. — Quin. . Charlotte, âgée de 5 semaines. Ophtalmie purulente des deux yeux le 4ᵉ jour après sa naissance. Soignée au nitrate et permanganate.

Entrée le 24 janvier 1903, paupières œdématiées surtout à gauche, cul-de-sac épais, conjonctive papillaire, cornées saines, sécrétion muco-purulente. Nitrate 2 0/0, pendant 8 jours.

Durée de la purulence un mois.

L'enfant est enchiffrenée dès la naissance, respire mal, beaucoup de difficulté en tétant.

Mère : Leucorrhée, secondipare, le premier rien.

Beaucoup de soins (Injections au permanganate.

Obs. CXXXVI. — G... Albert, âgé d'un mois. Ophtalmie purulente des deux yeux ; OG pris le 4ᵉ jour, l'autre 4 jours après. Soigné par des lavages à l'eau boriquée.

Entré le 24 janvier 1903. Peu d'œdème. Fausses membranes de l'œil gauche, la cornée de cet œil est infiltré, mais pas d'abcès. Vaseline simple.

Après 4 jours, vu la grande sécrétion, on emploie l'argent colloïdal pendant 2 jours, aucune modification.

On revient au permanganate et nitrate, 2 lavages par jour et une cautérisation le matin.

Durée de la purulence : 36 jours.

Mère : Leucorrhée. 2 enfants, le premier rien ; elle a pris beaucoup de soins.

Obs. CXXXVII. — G... Lucien, âgé de 13 jours. Ophtalmie purulente de l'OD, 24 heures après la naissance ; l'autre est pris 24 heures après le premier. Soigné à l'eau boriquée.

Entré aux Quinze-Vingts le 24 janvier 1903. Les deux yeux sont pris, les paupières rougeâtres, œdématiées, sécrétion muco-purulente consistante. La conjonctive palpébrale des deux yeux est boursouflée, très injectée, d'aspect framboisé, saignant facilement au moindre attouchement surtout l'œil droit.

Les cornées sont œdématiées, épithélium desquamé, pas d'abcès l'enfant n'a pas ouvert les yeux depuis sa naissance.

Traitement pendant 4 jours, nitrate 3 jours. Argent colloïdal sur l'OD allant plus mal. (Voici la solution : Argent colloïdal 0,25, eau 25 grammes.)

On a recours de nouveau au nitrate et aux lavages avec le permanganate. L'état de ses yeux étant peu modifié, on emploie du sulfate de cuivre. Purulence toujours abondante.

La suppuration commence à diminuer après 39 jours. Durée du traitement 26 jours.

Mère : A eu 4 enfants, les trois premiers jamais rien. Cette pauvre femme souffre d'une ovarite, a de la leucorrhée, a subi des soins pour ces affections.

Obs. CXXXVIII. — C.,.. Marcel, âgé de 11 jours. Ophtalmie purulente de l'OD, 11 jours après la naissance.

Soins donnés. Eau boriquée.

A son entrée aux Quinze-Vingts : Paupières légèrement ectropionnées, œdème et sécrétion purulente, fausses membranes dans le cul-de-sac de la paupière supérieure. Cornée intacte.

Traitement : Vaseline 3 jours, permanganate ensuite, enfin nitrate 2 0/0.

Le 14e jour la suppuration ne veut pas céder, on fait du sulfate de cuivre. (Glycérine 1/8).

L'enfant va un peu mieux. Reprise des lavages.

Durée de la purulence : 17 jours.

Mère : Pas de leucorrhée et primipare.

Obs. CXXXIX. — S.,. André, 10 jours. Ophtalmie purulente, OD le 4e jour, l'autre 5 jours après le premier. Soigné à la Maternité (permanganate).

Est amené à ma consultation avec l'aspect banal de la suppuration, conjonctive palpébrale boursouflée, saignant facilement au moindre attouchement.

Traitement : Nitrate 2 0/0. Sublimé chez elle.

Durée de la purulence et du traitement : 22 jours.

Mère : Chloro-anémique, a eu 5 enfants, les premiers rien. Accouche difficilement, beaucoup de soins ; est atteinte d'une dacryocystite purulente (OG) qu'elle soigne depuis longtemps.

Obs. CXL. — R... Henry, âgé de 11 jours, ophtalmie purulente de l'œil gauche, le 7e jour après sa naissance.

Soins donnés : Eau boriquée.

Présenté à ma consultation avec une purulence de 4 jours ; œdème de la paupière, fausses membranes sur la conjonctive tarsienne supérieure, cornée intacte.

Traitement : Vaseline d'abord ; ensuite nitrate le matin. Lavages. Résorcine, 0,50. Borate de soude 20. Eau 0,50.

Durée de la purulence : 21 jours.

Mère : Primipare, peu de leucorrhée, a pris des soins.

Obs. CXLI. — P.,. Madeleine, âgée de 8 jours. Ophtalmie purulente de l'OD, 4 jours après la naissance, l'autre 2 jours après. Soignée à l'eau boriquée.

Entrée aux Quinze-Vingts, sécrétion banale, fausses membranes de l'œil droit ; cependant les cornées sont saines.

Traitement : Vaseline pendant quelque temps, ensuite lavages au permanganate accompagné de nitrate.

Cinq jours après son entrée, on applique du bleu de méthylène (1/50) pour sa purulence.

Durée de la suppuration : 10 jours.

Mère : Leucorrhée, 9° enfant, les 8 premiers rien, elle prend beaucoup de soins.

Obs. CXLII. — B... Germaine, âgée de 18 jours atteinte d'ophtalmie purulente de l'œil droit le 8° jour après sa naissance, l'autre 8 jours après.

En traitement externe à ma consultation du dispensaire. Purulence très accusée, fausses membranes sur la conjonctive tarsienne de l'œil gauche ; les cornées sont saines. Traitement habituel.

Durée de la purulence : 29 jours.

Mère : Trois enfants, anémique, nourrit difficilement ; pas de leucorrhée.

Obs. CXLIII. — P... Louis, 15 jours. Ophtalmie purulente des deux yeux pris le 5° jour après la naissance.

Soigné chez lui à l'eau boriquée.

Est amené à ma consultation le 15 février 1903.

Purulence banale sans complication aucune.

Traitement : Nitrate 2 0/0, sublimé 1/5000.

Mère : Primipare, albuminurie.

Obs. CXLIV. — Ch... Marcelle, âgée de 18 jours. Ophtalmie purulente de l'OG le 3° jour après la naissance, l'autre 4 jours après.

Purulence restée sans soins ; est amenée à ma consultation le 15 février 1903. Aspect clinique banal sans complication aucune.

Traitement : Nitrate 2 0/0, sublimé 1/5000.

Mère : Leucorrhée, pas de soins.

Obs. CXLV. — B... Georges, âgé de 13 jours. Sécrétion muco-purulente des deux yeux. OG pris le 3° jour, l'autre 4 jours après.

Soigné par des instillations de jus de citron et lavages à l'eau boriquée. Purulence banale, pas de complication. Nitrate : 2 0/0.

Durée de la suppuration : 9 jours.

Obs. CXLVI. — P... Georges, âgé de 14 jours. OD pris le 12° jour aucun soin. Est amené à ma consultation le 3° jour de sa purulence.

Caractère de la purulence, rien de notable.

Pas de complication de la cornée.

Traitement : Nitrate 2 0/0, Sublimé 1/5000 chez lui.

Durée de la purulence : 15 jours.

Obs. CXLVII. — D... Georges, âgé de 3 semaines. Les deux yeux pris le lendemain de sa naissance. Soigné au permanganate.

A son entrée aux Quinze-Vingts fausses membranes de l'OG. Cornées intactes.

Traitement : Vaseline à l'oxyde jaune, OG ; l'autre, nitrate, après quelques jours, permanganate.

Durée de la purulence : Un mois.

Mère : Primipare, présentation de l'enfant en sommet mobile.

Obs. CXLVIII. — G... Marcel, âgé de 8 jours. OG pris 48 heures après sa naissance, soigné au jus de citron dès le début et permanganate.

Est présenté aux Quinze-Vingts avec purulence de 6 jours.

OEdème des paupières, fausses membranes, OG. Cornées saines.

Traitement : Pommade jaune, quelques jours. Nitrate 2 0/0 ensuite.

Durée de la purulence : 20 jours.

Mère : Primipare ; leucorrhée, pas de soins.

Obs. CLIX. — Q... Marcel, âgé de 22 jours, Ophtalmie purulente ; OD le 8e jour, l'autre 4 jours après.

Reste sans soins.

Est présenté à ma consultation avec purulence très marquée des deux yeux ; OD, infiltration de la cornée à la partie inférieure, pas de fausses membranes ; l'autre suppuration seulement.

Traitement : Pilocarpine OD, et vaseline ; l'autre, nitrate 2 0/0 ; lavages au sublimé 1/5000.

Durée de la purulence : 39 jours.

Mère : Albuminurique, primipare ; accouchement spontané.

Obs. CL. — Quel... Madeleine, âgée d'un mois. Purulence OG le 4e jour ; l'autre 6 jours après. Sécrétion banale, pas de complication.

Traitement : Nitrate 2 0/0.

Durée : 5 semaines purulence.

Mère : Chlorotique ; leucorrhée, pas de soins.

Obs. CLI. — C... Cécile, âgée de 3 semaines. OG pris le 8e jour, l'autre 7 jours après le premier. C'est au 15e jour de la suppuration, après avoir été soignée à l'eau boriquée, qu'elle vient réclamer des soins. Pas de complication.

Traitement : Nitrate 2 0/0. Purulence dure 3 semaines.

Mère : Primipare ; leucorrhée, pas de soins.

Obs. CLII. — Enfant S... René, âgé de 10 jours ; OG pris le 6e jour après sa naissance, l'autre 2 jours après le premier. Soigné par des lavages au permanganate de potasse.

Entre aux Quinze-Vingts le 6 juin 1903. Catarrhe purulent banal ; pas de fausses membranes. Cornées intactes.

Traitement : Nitrate 2 0/0. Purulence dure 44 jours.

Mère : Leucorrhée, pas de soins ; c'est le 3e enfant, les premiers rien.

Obs. CLIII. — H... Eugénie, 16 jours, enfant né à terme, OG pris le 8e jour, l'autre 2 jours après.

Est amenée à la consultation : Purulence banale, pas de fausses membranes. Cornées saines.

Traitement : Nitrate 2 0/0. Pendant 19 jours suppuration.

Mère : Leucorrhée, primipare ; asepsie vaginale minutieuse.

Obs. CLIV. — L... Paul, âgé de 15 jours, OD pris le 9e jour, OG 4 jours après le premier. Soigné par l'infusion de camomille.

Entré aux Quinze-Vingts le 7 juin ; fausses membranes OD. Cornée saine à gauche, mais purulence.

OD, Vaseline, oxyde jaune d'Hg 1 0/0 ; à gauche, nitrate.

Durée de la purulence : 19 jours.

Mère : Leucorrhée, sans soins.

Obs. CLV. — Br... Hélène, âgée de 12 jours, élevée en couveuse. Ophtalmie purulente le 4e jour.

Présentée aux Quinze-Vingts le 8 juin ; purulence abondante. Cornées intactes.

Traitement : Nitrate 2 0/0 le matin. Permanganate, solution habituelle ; une cuillerée à café de la solution concentrée pour 1 litre d'eau (2 lavages par jour).

Durée : 10 jours.

Mère : Leucorrhée, pas de soins.

Obs. CLVI. — F... Louis, âgé de 10 jours. Présenté à ma consultation avec la purulence datant de 5 jours. Rien d'anormal. Cornée saine.

Traitement : Nitrate 2 0/0 ; sublimé 1/5000.

Mère : 8 enfants, jamais de leucorrhée, les autres enfants n'ont pas eu d'ophtalmie.

Obs. CLVII. — L... Marie, âgée de 11 jours. Ophtalmie purulente de l'OD le 5e jour après sa naissance, l'autre 3 jours après le premier.

Présentée à ma consultation, suppuration de 8 jours. OG, fausses membranes, peu d'œdème, sécrétion purulente très abondante ; vaseline simple quelques jours.

Nitrate 2 0/0 sur les 2 yeux. Purulence dure 21 jours.

Mère : Accouchement laborieux ; primipare, pas de leucorrhée.

Obs. CLVIII. — V... Angèle, âgée de 16 jours, née le 8e mois. Ophtalmie purulente OD le 5e jour, l'autre 3 jours après le premier. Purulence banale, pas de complication.

Traitement : Nitrate 2 0/0. Suppuration dure 18 jours.

Obs. CLIX. — L... André, âgé de 30 jours. Ophtalmie purulente ; OG le 8e jour, l'autre 8 jours après.

Soins donnés : Lavages à l'eau salée, à l'aide d'un irrigateur tenu à 2 mètres de hauteur, ils sont quatre pour faire des injections.

Entre aux Quinze-Vingts le 22 juin ; OG, destruction du globe 20ᵉ jour selon la mère ; OD purulent. Cornée intacte, pas de fausses membranes. Nitrate seulement à gauche.

L'enfant a de l'ozène.

Durée de la purulence : OG 23 jours.

Mère : Leucorrhée ; a pris des injections.

Obs. CLX. — D... Jeanne, âgée de 4 semaines, OG, ophtalmie purulente la 3ᵉ semaine après sa naissance ; OD se prend à la clinique. Ophtalmie purulente très accentuée. Cornées saines.

Traitement ; Nitrate 2 0/0. Purulence : 10 jours.

Mère : Leucorrhée, soins minutieux avec des injections au bi-iodure, et sublimé ensuite.

Obs. CLXI. — R... Lucien, âgé de 3 semaines, enfant né au 7ᵉ mois. OG purulence le 3ᵉ jour après sa naissance ; OD trois jours après.

Purulence banale, pas de complication.

Durée : 10 jours.

Mère : Leucorrhée, jamais d'injection. L'enfant respire difficilement.

Obs. CLXII. — D... Simonne, âgée de 3 semaines, jumelle née à terme. Ophtalmie purulente des deux yeux, l'autre enfant n'a rien.

Soignée à la Maternité.

Entrée à la clinique avec une purulence très marquée. Cornées intactes.

Traitement : Nitrate 2 0/0 ; suppuration dure 15 jours.

Mère : Leucorrhée, aucun soin. Accouchement difficile.

Obs. CLXIII. — Fr... Louise, âgée de 11 jours. Ophtalmie purulente des deux yeux 12 heures après la naissance.

Soignée à l'eau boriquée et nitrate.

Entrée à la clinique : OD abcès de la cornée ; OD œdème, sécrétion purulente, cornée intacte.

Elle a été trop cautérisée, présente des eschares sur la paupière gauche.

Traitement : Vaseline simplement.

Mère : Leucorrhée, pas de soins.

Obs. CLXIV. — B... Hélène, âgée de 20 jours, OG pris le 7ᵉ jour, l'autre 8 jours après le premier.

Soignée à l'eau boriquée.

Entrée à la clinique : 16 jours de purulence. OG, cornée infiltrée ; l'autre suppure mais pas de complication.

Traitement : Permanganate, nitrate. Purulence dure 16 jours.

Mère : 4ᵉ enfant, les autres rien.

Obs. CLXV. — B... Marianne, âgée de 16 jours. Les deux yeux sont pris le 6ᵉ jour.

Soigné avec du permanganate : 1 litre chaque fois.

A l'entrée : OD, taie ; OG, cornée détruite, peu de sécrétion.

Lavages au cyanure, pommade oxyde jaune.
Mère : Peu de leucorrhée, jamais d'injection.

Obs. CLXVI. — Ch..., Marcelle, âgée d'un mois. OG pris le 5ᵉ jour l'autre 24 heures après.

Soignée à la clinique Baudelocque par des lavages au permanganate.

Entrée à la clinique : Suppuration datant depuis 35 jours, OG infiltration de la cornée, l'autre rien.

Traitement : Permanganate, nitrate 1 0/0. 42 jours de suppuration.

Mère . Secondipare. Leucorrhée, sans soins.

Obs. CLXVII. — Z... Maurice, âgé d'un mois, OG pris le 7ᵉ jour, l'autre 14 jours après le premier.

A son entrée à la clinique, donc 23ᵉ jour de suppuration, OG présente abcès de la cornée, pas de dacryocystite. Pas de fausses membranes. OD purulence.

Traitement : Pilocarpine, vaseline, oxyde jaune OG.

Durée de la suppuration : 42 jours.

Mère : Pas de leucorrhée, secondipare. L'enfant respire mal, accouchement laborieux, on a fait la version.

Obs. CLXVIII. — D.,, Jeanne, âgée de 13 jours, né avant terme, enfant ictérique et atrepsique. Ophtalmie purulente des deux yeux le 4ᵉ jour après la naissance.

Soignée par le permanganate.

Catarrhe et purulence banale, pas de complication.

Nitrate : 1 0/0, permanganate. Suppuration 20 jours.

Mère : Leucorrhée, 8 heures en souffrance.

Obs. CLXIX. — J.,. Alfred, âgé de 16 jours, OG pris le 2ᵉ jour, l'autre 48 heures après.

Soigné au permanganate.

Entré à la clinique : Purulence banale, pas de complication ; 3 lavages au permanganate par jour. Suppuration dure 24 jours.

Mère : Leucorrhée, injection au sublimé, 50 heures en travail, présentation de l'enfant sommet mobile.

Obs. CLXX. — D.,, Hélène, âgée de 15 jours. Ophtalmie purulente des deux yeux le 3ᵉ jour après la naissance. Abcès et infiltration des deux cornées.

A son entrée à la clinique, 12 jours de purulence.

Pas de sécrétion.

Mère : Pas de leucorrhée ; injections au sublimé.

Obs. CLXXI. — C... Emile, âgée de 8 jours, OG pris le 5ᵉ jour, l'autre 24 heures après.

Soigné par le permanganate.

Entré le 17 septembre 1903 à la clinique. Caractère banal de la purulence. Aucune complication. Purulence dure 7 jours. Nitrate.

Mère : Leucorrhée, pas de soin.

Obs. CLXXII. — F..., Marie, âgée de 10 jours. OD pris à la naissance, l'autre 8 jours après. Aucuns soins.

Est amenée à ma consultation : œdème des deux paupières, pas de fausses membranes. Cornées intactes.

Traitement : Nitrate 2 0/0.

Purulence dure 19 jours.

Mère : Albumineuse.

Obs. CLXXIII. — N... Georges, âgée de 9 jours, OD pris 24 heures après sa naissance, l'autre 3 jours après le premier.

Soigné par nitrate et permanganate.

Le 4ᵉ jour de son entrée au pavillon, OG abcès et perforation le lendemain même. Galvano, pilocarpine, pommade à l'oxyde jaune ; OG, purulence simplement.

Traitement : Lavages au permanganate. Nitrate 2 0/0.

Mère : Primipare, 3ᵉ jour en souffrance ; l'enfant reste 6 heures au passage, pas de leucorrhée.

Obs. CLXXIV. — L..., Eugène, âgé de 12 jours. Ophtalmie purulente de l'OG le 4ᵉ jour, l'autre 2 jours après. Soigné par des compresses glacées, permanganate.

Purulence banale, pas de complications.

Traitement : Lavages au permanganate, 2 par jour ; nitrate le matin : Solution 2 0/0.

Mère : Pas de leucorrhée ; accouchement difficile.

Obs. CLXXV. — D... Fernand, âgé de 15 jours ; OG pris le 7ᵉ jour, l'autre 3 jours après le premier.

Soins donnés : Nitrate.

Entré à la clinique le 25 septembre 1903. Œdème des paupières très accentué ; OG fausses membranes ; cornées intactes. Lavages au permanganate, pommade oxyde jaune.

Durée de la purulence de l'OG 20 jours ; de l'autre, 20 jours.

Mère : Secondipare, le premier rien ; leucorrhée, 3 heures en couches, soins de propreté très minutieux.

Dʳ A. DARIER. — Les statistiques de M. Golesceano sont intéressantes ; mais elles ne doivent pas nous faire penser que l'ophtalmie purulente traitée ou non traitée a la même durée. Le traitement abortif de l'ophtalmie purulente n'est pas plus niable que celui de la blennorrhagie. Je n'en veux pour preuve que le cas que nous venons de relater dans la *Clinique Ophtalmologique* où une seule instillation d'une solution de nitrate d'argent à 20 0/0 amena une guérison complète en 3 ou 4 jours. Il est bon d'ajouter que cette dose formidable était le résultat d'une erreur du pharmacien et que pendant 2 jours on aurait pu croire l'œil complètement brûlé. Heureusement il n'y avait eu qu'une seule instillation et l'eschare épithéliale s'étant détachée, la cornée reprit toute sa transparence, et toute suppuration avait disparu.

Il n'en fut pas de même dans un cas que je viens d'observer où 3 instillations consécutives de nitrate d'argent à 10 0/0 ont provoqué des infiltrations cornéennes et des eschares de la face interne des paupières;

Pendant 15 ans, j'ai été un partisan convaincu du nitrate d'argent parce qu'alors nous n'avions rien de mieux ; mais depuis 6 ans je lui fais une guerre acharnée parce que nous avons trouvé dans les sels organiques d'argent: l'argentamine, puis le protargol et enfin l'argyrol, des agents qui ont toutes les propriétés antiseptiques, je pourrais dire spécifiques, de l'*ion* argent, sans avoir les graves inconvénients de l'acide nitrique mis en liberté sur la surface oculaire par la double décomposition du sel.

Nous ne pouvons pas vivre indéfiniment dans le siècle passé; suivons les progrès de la chimie moderne, qui dépasse la clinique de 100 coudées.

Il est incontestable aujourd'hui que l'argyrol ou vitellinate d'argent présente des avantages énormes sur tous les autres sels d'argent, il faut l'avoir employé pour en comprendre toute la supériorité ; seul, son prix de revient rend sa vulgarisation plus lente qu'elle ne devrait être.

Puissions-nous obtenir bientôt un vitellinate de mercure ! Quels services il nous rendrait en thérapeutique générale !

M. DESJARDINS — Je vous avoue que je suis quelque peu surpris d'entendre parler de traitement pour l'ophtalmie purulente, sans qu'il soit fait mention de l'argyrol. Quand on sait que cette préparation contient plus de 30 0/0 d'argent, et qu'elle peut être instillée dans les yeux sans provoquer la moindre douleur, il me semble que c'est déjà suffisant pour justifier son emploi au moins chez les enfants. C'est le seul remède dont je me sers pour eux, depuis que je le connais, et je n'ai qu'à m'en féliciter. Je ne veux pas dire que je mets le nitrate d'argent absolument de côté ; non, je le tiens en réserve, prêt à m'en servir quand l'argyrol me fera défaut. Ce qui n'arrivera pas souvent, si j'en juge par les résultats obtenus jusqu'ici.

M. Péchin. — Au point où nous en sommes de l'étude de l'ophtalmie purulente des nouveau-nés, nous ne devons pas nous servir seulement de ce terme générique, mais bien distinguer d'abord deux grandes classes : les conjonctivites gonococciques et les conjonctivites non gonococciques. Parmi celles-ci plusieurs variétés sont déjà connues et dues au bacille de Weeks et au diplobacille de Morax.

Il en est d'autres qu'il importe de différencier et dont l'agent microbien est à individualiser, toutes ces conjonctivites ayant une forme clinique, une évolution spéciale. Aussi suis-je étonné de ne pas entendre M. Golesceano nous parler d'examens bactériologiques indispensables pour savoir à quelles variétés de conjonctivites il a eu affaire.

M. Golesceano. — A la suite des discussions au sujet de ce travail, je répondrai à M. Darier que notre étude n'envisage nullement la question de la durée du pronostic de l'ophtalmie purulente laissée sans aucun traitement. Tout au contraire, et j'ai insisté longuement dans mon exposé et dans mes observations que malgré une thérapeutique préventive, ou celle qui fut employée à la période d'état, Argyrol, nitrate, argent colloïdal, etc., etc. ; nous eûmes des cas tenaces résistant à toute médication. Nous sommes parfaitement d'accord avec M. Desjardins, de Montréal, au sujet de la valeur des sels d'argent ; cependant si leur efficacité se fait sentir dans les cas légers, leur rôle devient nul dans les cas graves.

A M. Péchin qui demande la classification d'un traitement basée sur la variété microbienne, je répondrai que cette classification est impossible vu que nous avons des ophtalmies sans gonocoques, et d'autres, ayant toutes les apparences d'une ophtalmie purulente provoquée par la variété microbienne la plus bizarre cédant cependant soit au nitrate, soit aux lavages.

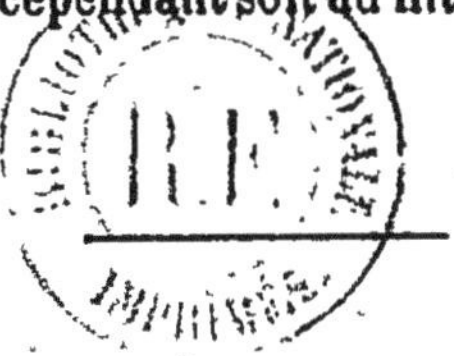

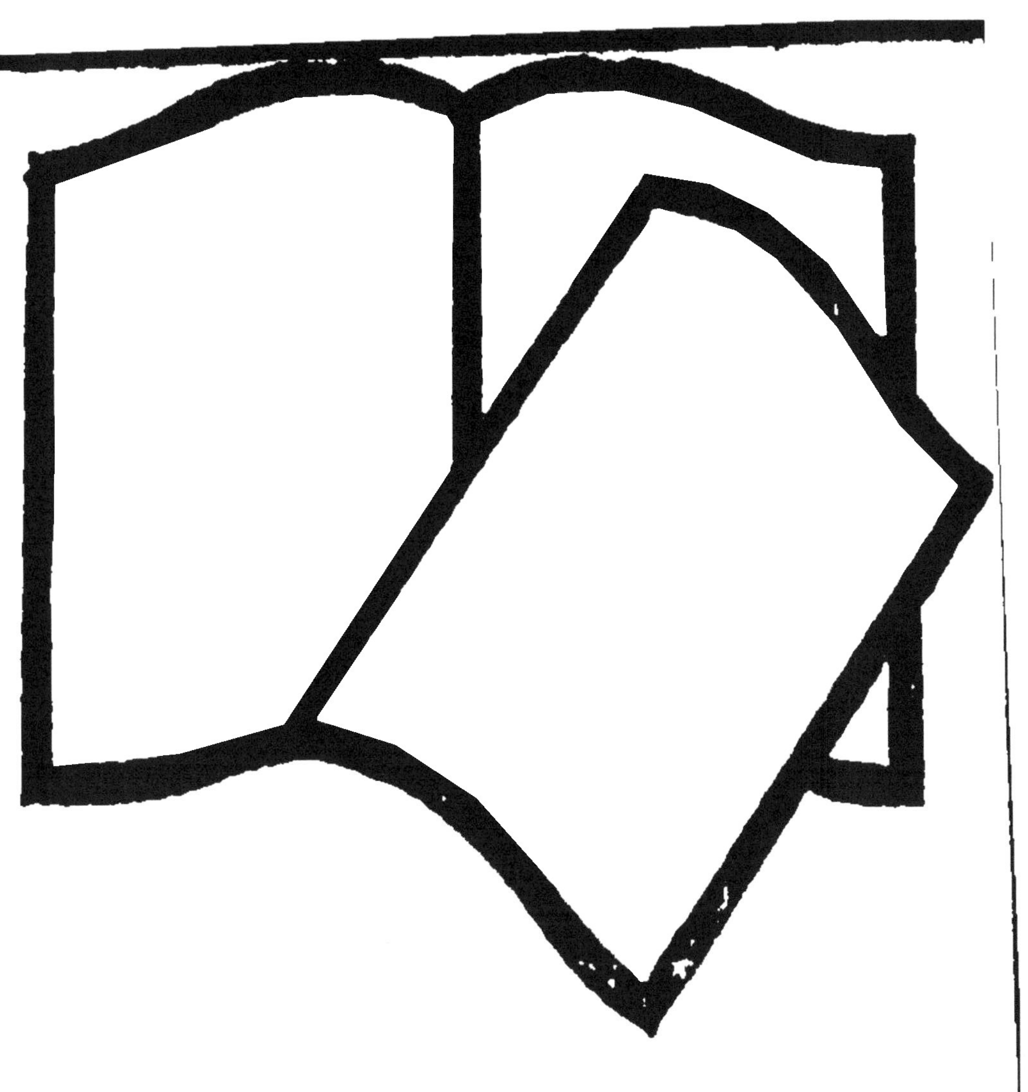

Documents manquents (pages, cahiers...)
NF Z 43-120-13